ママと笑いたくて 生まれてきたよ

池川クリニック院長
池川 明

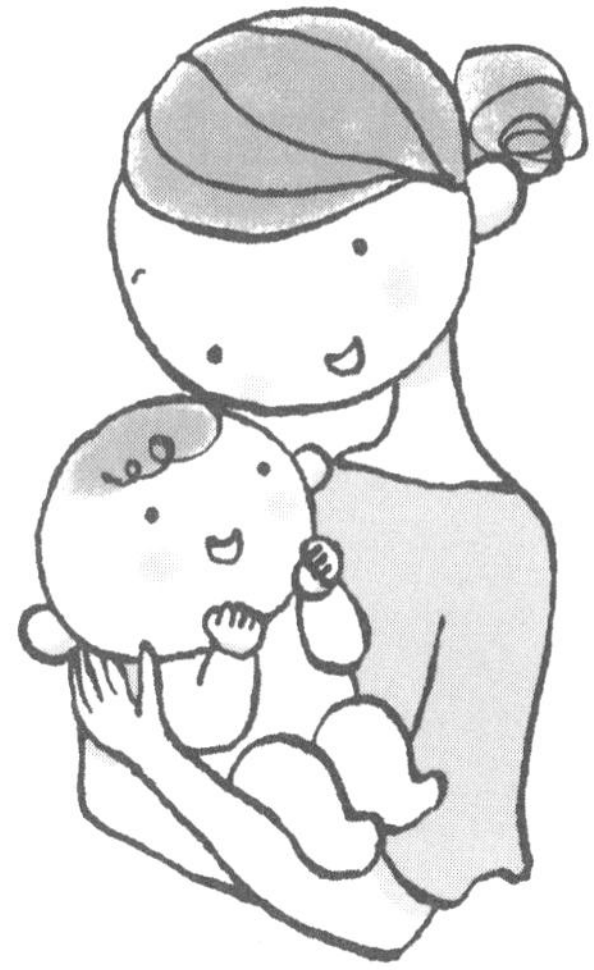

学陽書房

プロローグ

●子どもは人生を選んで生まれてくる

どんなお誕生も、赤ちゃんがお母さんのおなかに宿り、たましいの出会いを果たしたという意味では、かけがえのない、尊い絆です。

小さく生まれても、大きく生まれても、病気で生まれても、健康で生まれても、あらゆるお誕生に、「おめでとう」。

この世にようこそ。生まれてくれて、ありがとう。

そして、お母さんへ。赤ちゃんのお誕生、おめでとうございます。

赤ちゃんは、親を選び、自分の身体を選んできます。子どもたちの「生まれる前の記憶」を調査するうちに、私はそう確信するようになりました。

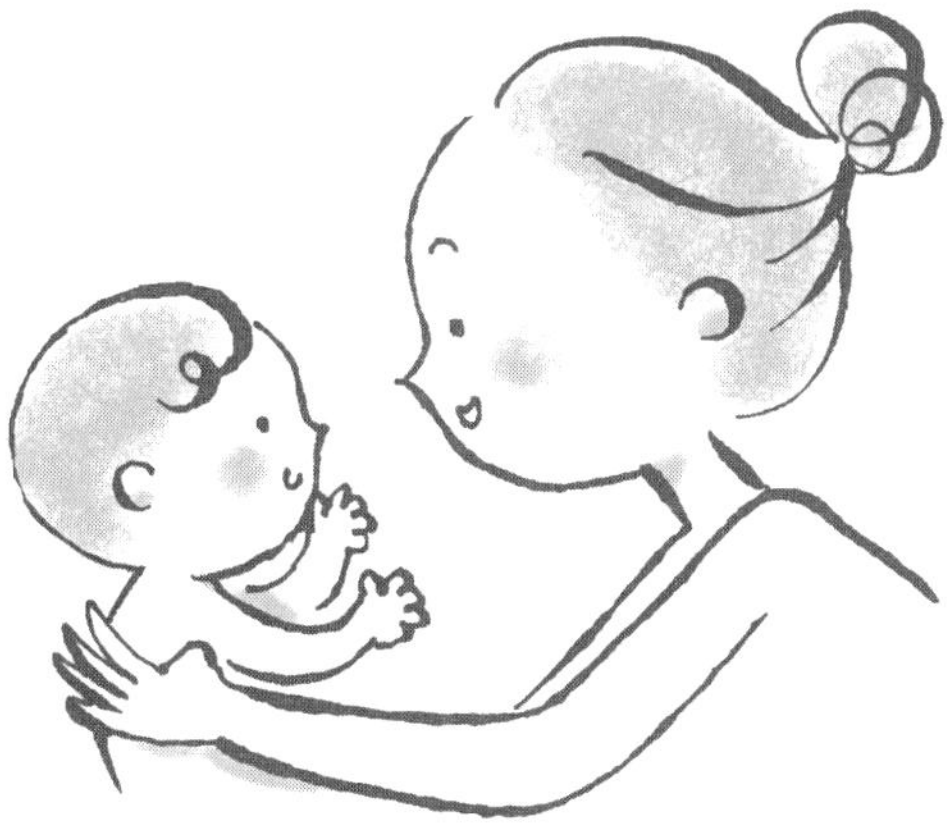

病気や障がいがある赤ちゃんも、同じことです。むしろ、もしかしたら、赤ちゃんは自ら喜んで、そういう状況を選んできたのかもしれません。

突拍子もないと思われるでしょうか。でも、ほんの少し、子どもたちの話に、耳を傾けてみませんか。

●子どもたちが胎内記憶・出生前記憶で語ってくれたこと

みなさんは、胎内記憶（胎児だったときの記憶）という言葉を、ご存じでしょうか。世の中には、おなかの中にいたときのことを覚えている方がいるのです。

赤ちゃんに記憶力があるなんて、信じられないかもしれません。けれど、近年の研究によって、赤ちゃんは、身体は未熟とはいえ、意思も感情もそなえていることが、少しずつ明らかになってきました。

私は、産科医として臨床にいかすために、「生まれる前の記憶」の調査を始めました。赤ちゃんの気持ちが理解できれば、よりよいお産と母子の絆の育成に役立つと考えたのです。

ところが、「生まれる前の記憶」の調査は、ただ赤ちゃんの能力を裏づけるだけではありませんでした。

調査を進めるにつれて、子宮の中どころか、おなかに宿る前のことを語りはじめる子どもたちが、次々と現れたのです。もっと広くて深い、不思議な世界に続く扉が、ゆっくりと確実に、開いていきました。

子どもたちの「生まれる前の記憶」は、細かいところは異なりますが、だいたいのイメージは共通しています。

それは、「雲の上のような、ほわほわした心地よいところで、神さまや天使のような存在に見守られていた。そしてママとパパを選び、どんな身体をもつか決めて、生まれてきた」というものです。

まれに、神さまのような存在に親を選んでもらう子や、お母さんのおなかから外に出るときになって、「やっぱりこの人生は大変すぎる」と慌てる子もいるようです。

とはいえ、「雲の上から降りよう」と決めた原点においては、どんな子も、どこに生まれ、どういう身体をもつか、本人が納得してお母さんに宿っているというのです。

●チャレンジしたくて生まれてくる子どもたち

「親を選び、身体を選んで生まれてくる」というと、「なぜ、難しい状況を選んで生まれる赤ちゃんがいるのか」という疑問が浮かびます。

障がいや病気をもって生まれる赤ちゃんや、崩壊しかけている家族のもとに生まれる赤ちゃんも、自ら望んでいるというのでしょうか。

この世の価値観でいうと、とても理解できないことです。トラブルのない、安楽な人生がいいに決まっていると、思う人もいるかもしれません。

ところが、子どもたちによると、そうではないのです。雲の上は、おなかも空かない、争いもない、天国のようなところ。でも、そこでのんびりするより、山あり谷ありの状況に身をおくことに、魅力を感じるようなのです。

たしかに、穏やかな暮らしだけを目指すなら、はじめから雲の上を離れなければいいわけです。それでも、あえて地上に降りようとするときは、さまざまな経験をして自分を豊かにしたいという、冒険心や好奇心にあふれているのでしょう。

この世を遊園地にたとえるとしたら、夢見心地のメリーゴーランドではなく、長蛇の列に並んでまで絶叫マシーンに乗りたがるのと、ちょっぴり似ているかもしれません。

●「学ぶために生まれてきたよ」

じつは、チャレンジの大きい人生を選ぶことは、たんに冒険心や好奇心を満たすだけではありません。なぜなら、試練が過酷であるほど、人生を深く体験することができますし、それを乗りこえたとき、得るものも大きいからです。

しかも、たいせつなのは、そこで得た学びは、ただ自分自身のためになるだけ

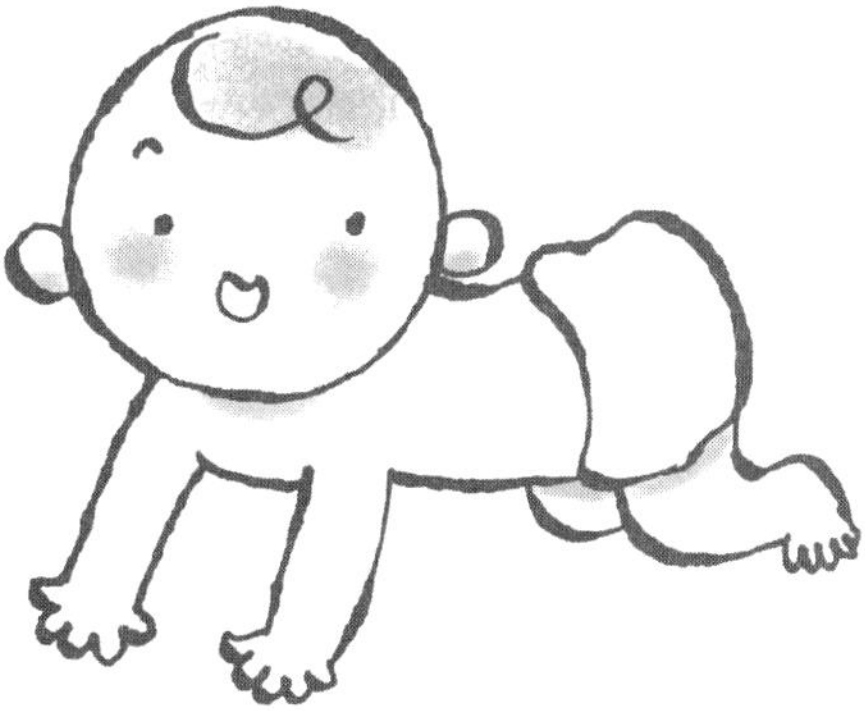

でない、ということです。

人は、つらい思いを味わってこそ、それをくぐりぬけたとき、苦しむ人に共感し、サポートできるようになるものです。

「生まれる前の記憶」を調べていると、子どもたちはしばしば、「学ぶために生まれてきた」「人の役に立つために、生まれてきた」と答えます。

人の役に立てるようになるには、技術を身につけたり、知識を深めたりといった、さまざまな修練が必要です。

その主要なレッスンの一つとして、どうやら、「試練から学び、その学びをいかして、人の役に立つ」というコースがあるようなのです。

そんな勇気ある子どもたちの中には、チャレンジの大きい身体で生まれることを、「わくわくしながら選んだ」と感じている子もいます。

ミッションを自覚している子にとっては、障がいや病気は、決して失敗ではありません。むしろ、すばらしい体験をさせてくれる自分の身体を愛おしみ、希望にもえて、この世にやってくるのです。

人は、ただ生きのびるだけでなく、よりよく生きようとするもの。そのはじまりは、すでに雲の上にあるのかもしれません。

人生はどんなときも、不思議に美しく、かけがえのないプレゼント。日々をていねいに生きる子どもたちは、そんな喜びを教えてくれます。

この本では、いのちの意味をくみとり続ける、お子さんとお母さんたちの物語をご紹介します。

宝石のような実話から、読者のみなさんが、生きる勇気と喜びを、受けとってくださいますように。

池川 明

目次

プロローグ――2

天使が届けてくれた奇跡――14

生後二カ月から入退院の始まった柊羽くん――15
声を立てて笑ってくれた！――17
「ママにはないしょの話をしたんだよ」――18
天使に見守られている柊羽くん――22
柊羽くんがくれたプレゼント――23
お母さんは、すでに赤ちゃんの願いをかなえている――26

笑ったたましいを広げたい
笑ったたましいを広げたい――28
おなかの中で障がいがわかって――29
リハビリトレーニングを始めて――30
ママのおなかにいたときのこと――33
「ごめんね、しないで」――34
笑ったたましいを増やしたい――36

赤ちゃんからのメッセージ
赤ちゃんからのメッセージ――40
赤ちゃんの気持ちを聞くために――41
雲の上からママを見ていたんだよ――44
人のあたたかさを知るために生まれてくる――46

生まれたことが、大成功——48

大変なお産を経て生まれてきたゆうきくん——49

「お産は失敗やった?」「成功した」——50

幸せのポケット、見つけたよ——52

ダウン症で生まれてきた直樹くん——53

家族になると決めていた——55

「大好きよ」「ありがとう」——58

子どもが教えてくれる「幸せのポケット」——59

「なんで一緒にいかれへんの?」——61

ステキなおもしろい花が開く——63

きょうだいの立場から語る子どもたち——66

「本当は弟はまだ雲の上にいるはずだった」——67

きょうだいはテレパシーが通じている？——69

人生のベストパートナー——72

発達障がいをもつ子とともに——73

生まれる前はお空にいた——74

「お母さんがひとりぼっちだから来た」——77

乗りこえた壁は、人生の財産——80

自閉症の兄をもって——81

どんな子でも、来てくれてありがとう——82

てっちゃんが穏やかに変わった ―― 85

＊みんなと笑いたくて、生まれてきたよ ―― 88

モコの人生は、モコが主役 ―― 90
選んできたのはモコ自身かも ―― 92
だれもが「勇敢な赤ちゃん」 ―― 95
サポートがあれば障がいは障害でなくなる ―― 96
たくさんのお母さんたちの勇気ある一歩 ―― 98
胎内記憶というメッセージ ―― 99
わかろうとすることでつながりあえる ―― 101
心を通いあわせている子どもたち ―― 102
みんなと笑いたくて生まれてきた ―― 104

天使が届けてくれた奇跡

――柊羽《しゅう》くんのお話

（生まれる前、いっしょに
雲の上にいたとき）
柊羽くんが　病気の身体を選んで
生まれていくことは
「ぜったいに
ママにはないしょだよ」って
瑠南《るな》と柊羽くんは
ないしょ話をしたんだよ。

（瑠南ちゃん（柊羽くんの
お姉ちゃん）、五歳）

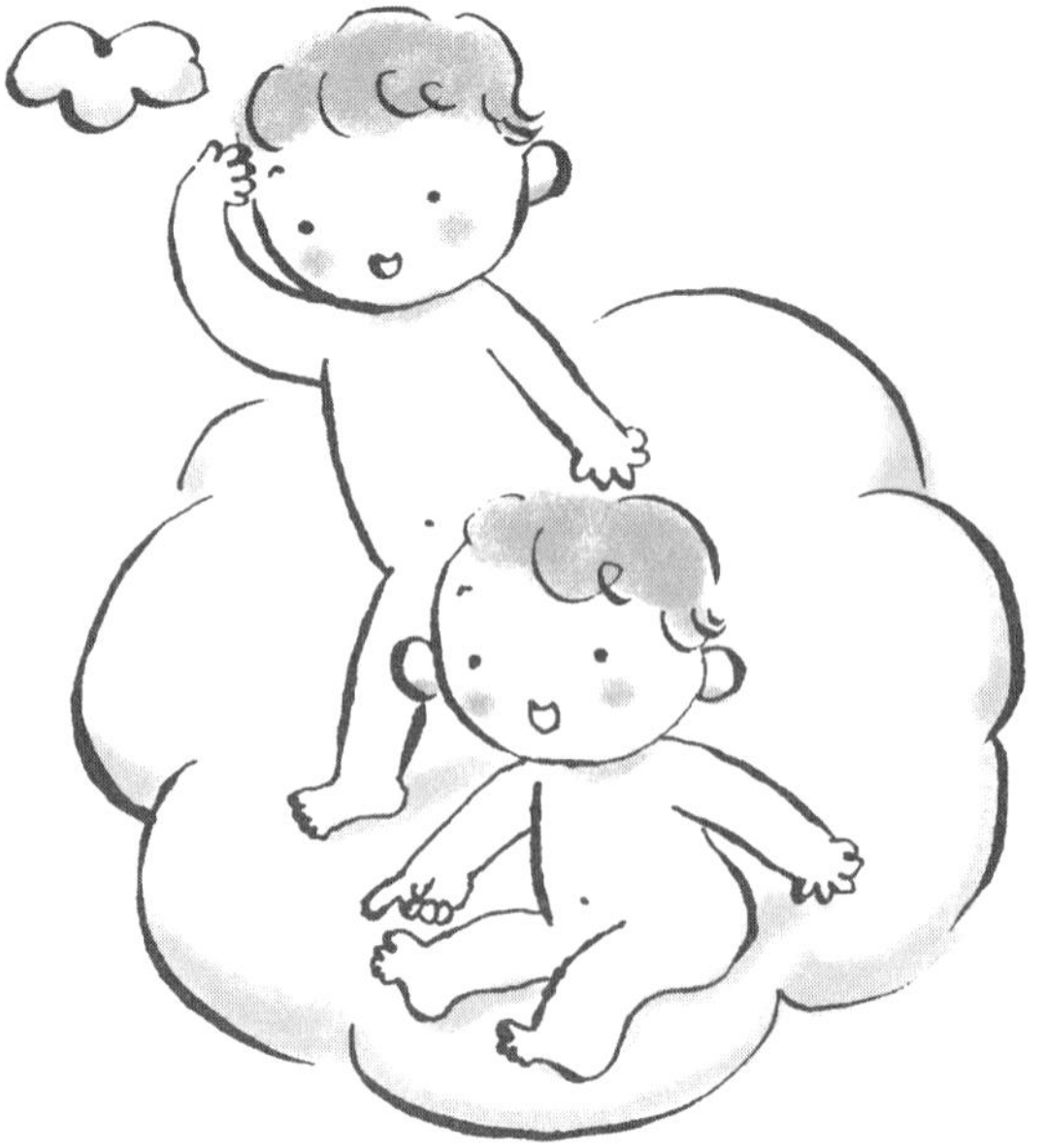

生後二カ月から入退院の始まった柊羽くん

「生まれる前、雲の上で、仲よしの子と『きょうだいになろう』って約束してきた」というお子さんは、たくさんいます。

どうして病気や障がいを選んで生まれてきたか、本人がまだ言葉を話せないとき、ごきょうだいがその思いを代わりに語ってくれることもあります。

安藤柊羽くんのお姉ちゃん、瑠南ちゃんも、そんな愛のメッセージをお母さんに伝えてくれました。

柊羽くんは、三歳。まだ立てないけれど、首も据わり、身体もしっかりしてきて、かわいい笑顔を見せてくれます。いまでこそ体調は落ちついていますが、お母さんの真夕さんは柊羽くんのいのちを守るため、大変な日々を過ごしてこられました。

お母さんのお話を聞いてみましょう。

柊羽は、元気な産声を上げ、祝福と喜びに包まれて誕生しました。ところが、生後二カ月のとき、激しい痙攣が始まりました。入退院を繰り返し、脳の前頭葉に異常があると指摘されましたが、病名も原因もわかりませんでした。

全身が硬直し、痙攣のたびに泣いて、ときに一日一〇回以上の痙攣をおこす柊羽を、私はただ見守ることしかできませんでした。

主治医の先生は、「発作のたびに脳にダメージが及ぶ。数年先は人工呼吸器が必要になり、目や耳も不自由になるかもしれない」とおっしゃいました。

それは本当につらい、苦しみの日々でした。

そのただ中で、私は自問自答を繰り返しました。

母として、ひとりの人間として、私は柊羽に何ができるだろうか。

生きる楽しさや喜びを感じてもらえるには、何をしたらいいか。

柊羽の余命がわずかなら、いまどんなふうに生きれば、私は後悔しないだろうか。

積み上げてきたキャリアも、ライフスタイルも、どうでもよくなりました。そして、いままで違う方向に燃やしていたエネルギーを、自分はどう生きるべきか見つめ、子どもたちを育てることに注ぐようになりました。

声を立てて笑ってくれた！

現代医療に答えを見いだせなかった柊羽くんのお母さんは、アマゾン茶、ホメオパシー、アロマテラピー、マッサージなどの代替療法に希望を託しました。そして二歳の誕生日の少し後、嬉しい変化が現れました。視線が定まらず、無表情だった柊羽くんが、大きな口をあけ、声を立てて笑ったのです。

初めて柊羽の笑顔を見たときの感激は、忘れられません。「この子も生きているのが楽しいんだ」と、涙があふれました。もしかしたら、柊羽はずっと前から喜びは感じていたけれど、表現できなかっただけかもしれません。

奇跡をもたらしたのは、植物のエネルギーだと思っています。柊羽の子育てを通して、地球に優しいものが人にも優しいのだということに、私は気づかされました。

アロマオイルで柊羽にマッサージしてあげていると、幸せなイメージが心に浮かんでくるんです。すると、インスピレーションがとぎすまされます。植物のつるに包まれているイメージや、柊羽の笑顔が心に浮かんできます。そして、「死は恐れることではない。柊羽のいまを輝かせてあげることに気持ちを集中しよう」と思えるのです。

私は毎日、ただひたすら、祈るような思いで、柊羽に手を当てていました。

「ママにはないしょの話をしたんだよ」

お母さんが、そうした日々を送っていた、ある満月の夜のことです。お姉ちゃんの瑠南ちゃんが、ふいにこんな話を始めました。

（瑠南ちゃんのお話）

瑠南と柊羽くんはお空の上で、今のママがいなかったから
そのときは大きな天使さんが、私たちのお母さんだったんだよ
雲の上では　柊羽くんと瑠南　だけがいて
病気の身体を選んで生まれようとしたのは　本当は瑠南だったけど　やっぱりやめたんだよ
なんでかな？　柊羽くんが　病気の身体を選ぶことになったんだよ
それで　後から生まれる予定の柊羽くんが　病気の身体を選んで生まれていくことは
「ぜったいに　ママにはないしょだよ」
って　瑠南と柊羽くんは　ないしょ話をしたんだよ

瑠南にそう話されてびっくりしました。でも、直感的に「瑠南の話していることは、本当のことだ」と感じました。そしてその一年後、瑠南は再び、生まれる前のことについて話し始めました。

（瑠南ちゃんのお話）

ママ、思い出したよ
雲の上では　ベットがたくさん並んでいて
羽が生えた天使ちゃんたちが　たくさんいるんだよ
みんなおなじような服を着ていて
男と女は別れて寝るんだよ
がくぶちのような　たくさんのパネルを見せられて
そのパネルには　パパとママの出会ったころのお写真がうつっていたよ
同じ写真を選んだ私の後ろに　柊羽くんが並んでいたんだよ
ママの顔が　雲の上から見えたんだけど

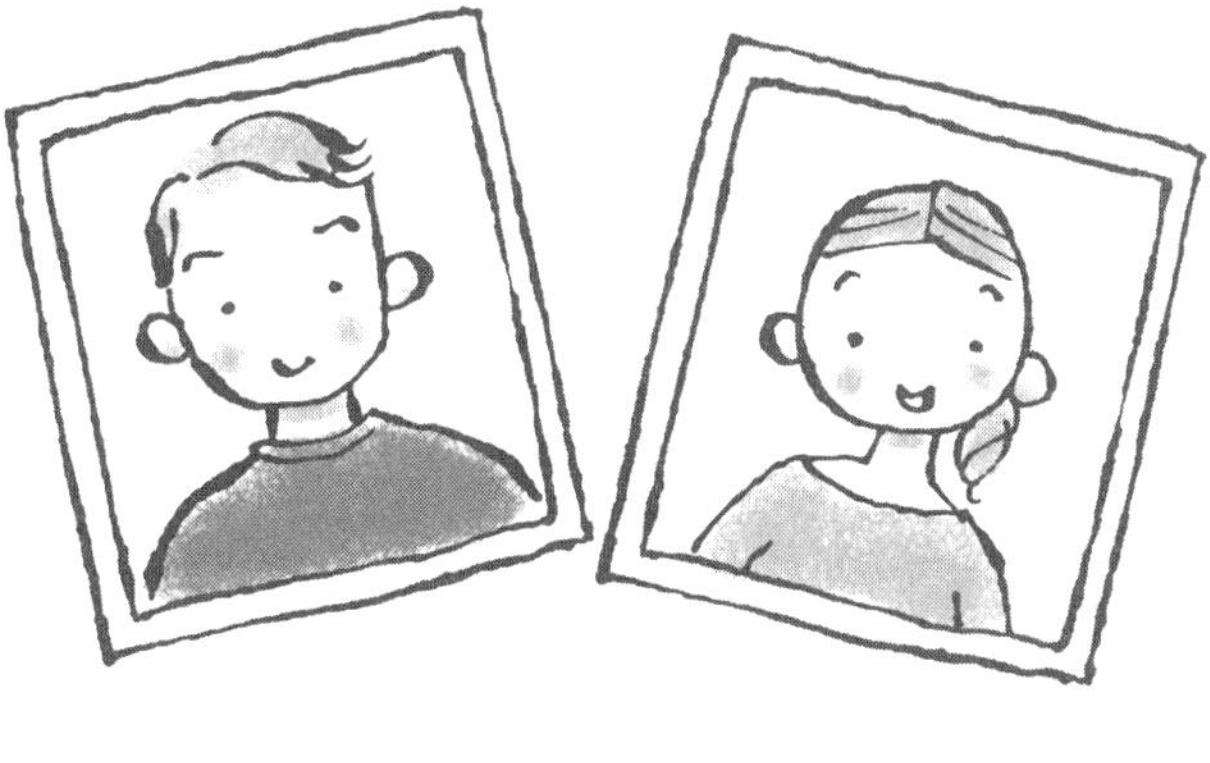

お口とおめめが　すごくかわいく光っていたから　瑠南はママを選んだんだよ
お口とおめめがかわいくって　しかたなくて　決めたんだよ
パパは　白い服を着ていた写真だったよ
でもね　先に生まれてくるのは柊羽くんで
本当は　私が病気をもって生まれる予定だったんだけど
大きい天使さん二人が　なにか真剣に話しあっていて
柊羽くんが病気をもって　瑠南が先に生まれたほうがいいって　決まったんだよ
いまだって　パパ　ママ　瑠南　柊羽くん
みんなにひとりずつ　天使さんがついているんだ
そばにいないときは　雲の上に果物を取りに行っているときなんだよ

柊羽くんは　雲の上にいるときは　もっとお兄さんみたいでかっこよかったんだよ

天使に見守られている柊羽くん

瑠南は、雲の上で、神さまに「大きくなったら、天使や神さまとお話しできるようになるよ」と言われて、愛と優しさが入っている袋を手渡されたそうです。そのおかげか、瑠南はいまも、天使の姿が見えるといいます。そんなとき、瑠南は目を細めて、視線を斜め上に向け、ちょっと不思議なまなざしをします。

たとえば、眠りにつく前、私と一緒に「柊羽くんが元気になりますように」とお祈りしていると、瑠南は「そこで天使さんが笑っているよ」と、部屋の隅を指して教えてくれるのです。

柊羽の三歳の誕生日、天使は瑠南の耳元で「アロマをいっぱい使って、いっぱいお風呂に入って、いっぱいご飯を食べて、いっぱい遊んで、いっぱいマッサージしてもらえば、柊羽くんはひとりで座っておもちゃで遊んだり、おしゃべりしたりできるようになるよ」と、ささやいてくれました。

瑠南は、「柊羽くんが赤ちゃんのころは、頭のいろんなところにもやもやがあって、とても大変だった」とも教えてくれました。不調のあるところが、もやもやして見えるのでしょう。いま、柊羽のもやもやは、おでこのあたりだけになったそうです。

瑠南ちゃんは、天使という頼もしいお世話役に守られています。そして、天使は、ご家族みんなをその大きな翼で包んでいるのです。

柊羽くんがくれたプレゼント

柊羽が生まれるまでの私は、子育てより、自分を輝かせることに関心が向いていました。瑠南を産んだ後は、育児休暇もそこそこに職場に復帰したほどです。

そんな私に、否応なく自分自身と向き合う時間を、柊羽はプレゼントしてくれました。柊羽は、私の人生をリセットしてくれたのです。

瑠南を育てているときは、子どもが生きているのはあたりまえだと思っていました。慈しむ心、いのちのたいせつさ、あたりまえの日々がどれほどありがたいか、柊羽に出会えなかったら、私は気づかないままだったでしょう。

柊羽の身体は、まだうまく動きません。でも、柊羽が、ハンディキャップという「天使の着ぐるみ」をまとって地上に舞い降りてきたのは、きっと意味があるのです。

失ったものを嘆くより、柊羽の生まれた意味に、心を向けていたい。柊羽は、私を悲しませるために生まれたのではないのですから。柊羽は、家族のために、みんなの笑顔のために、生まれてきてくれたのです。

そして、柊羽は人と人とのつながりのたいせつさを教えてくれました。だからこそ、私もだれかの支えになりたい。いま子育てに苦しんでいるお母さんたちを、

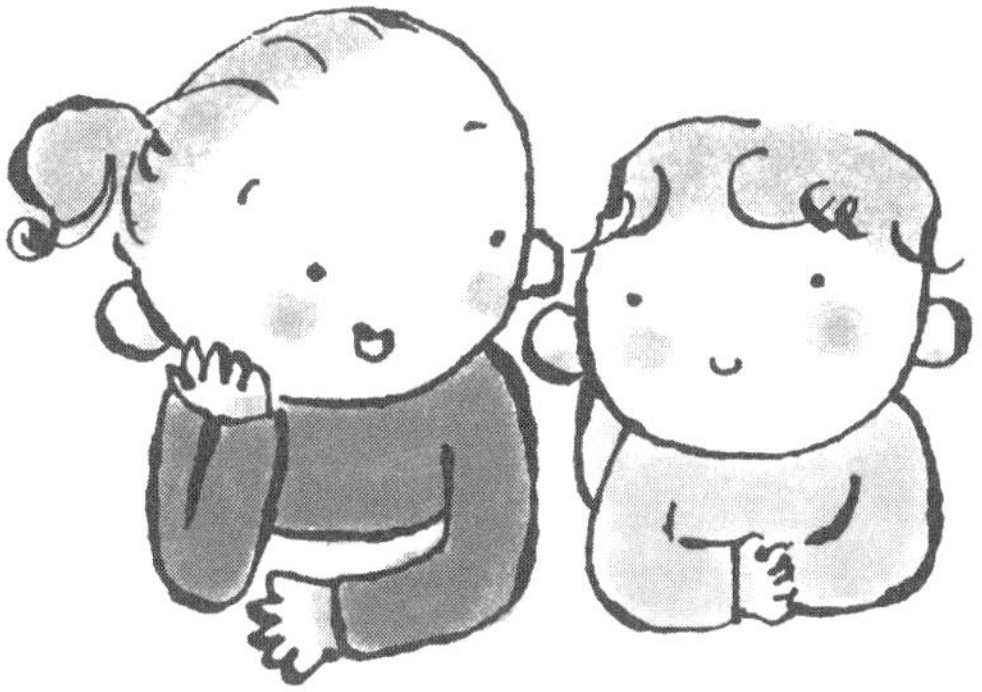

少しでも勇気づけたいと思います。
まだまだ課題はさまざまな角度からやってきます。体調が安定してくると、次のステップとして、柊羽を社会とどう関わらせていくか、考えさせられます。心迷うときはいつも、いのちと向きあった日々の初心に立ち返りたいと思います。
柊羽との出会いは、私たち家族の宝です。

柊羽くんは、余命を宣告されていたころからは想像もできないほど、元気になりました。それにしたがって、お姉ちゃんの瑠南ちゃんは天使の姿が見えたり、声が聞こえることはなくなってきました。きっとその必要がなくなったのでしょう。
天使が届けてくれた「奇跡」は、柊羽くんの成長だけではありません。お母さんの新たな人生の始動、ご家族の絆の深まり、そして柊羽くんの歩みが人々の琴線にふれ、美しい音楽を奏でていることそのものが、すばらしい奇跡であるように、私は思います。

お母さんは、すでに赤ちゃんの願いをかなえている

私はしばしば、先天的な障がいや病気といった、子育てに大きなチャレンジを抱えるお母さんたちと、お話しします。

赤ちゃんの発育にトラブルがあると、お母さんは衝撃を受けます。自分を責めて、死を考える方もいます。

柊羽くんのお母さんの真夕さんも「人目が怖い」とか、「いっそお別れするほうが楽では」と考え、苦しんだと言います。また、そんなふうに苦しむ自分をゆるせず、打ちのめされる方もいます。

でも、私は、こうお伝えしたいのです。赤ちゃんは決して、お母さんを嘆かせようとしているのではない、と。ましてや、「健康な身体がよかったのに」と、

お母さんを責めているのでもない、と。

なぜなら、お母さんはすでに、赤ちゃんの「生まれたい」という願いをかなえてくれているからです。

赤ちゃんは、人生のチャレンジをともに歩む、最もふさわしいパートナーとして、お母さんを選びました。そしてお母さんは、赤ちゃんの「生まれたい」という願いをかなえてくれました。大変な状況であればなおさらに、「生んでくれて、ありがとう」と喜んでいるのではないでしょうか。

胎内記憶を聞いていくと、多くの子どもたちが柊羽くんや瑠南ちゃんのように、「このお母さんを選んで、生まれたくてやってきた」と話してくれます。

子どもたちは生まれたいと心から願って生まれてきます。どうか、すべてのお母さんに、わが子を生んだことを誇りに思ってほしいと思います。

笑ったたましいを広げたい

——希空《のあ》ちゃんのお話

じぶんでえらんで　うまれてきたよ。
まなぶために　きたよ。
しょうがいも　えらんでうまれてきたよ。
パパやママのこと
おそらのうえからみていたよ。
（希空ちゃん、三歳）

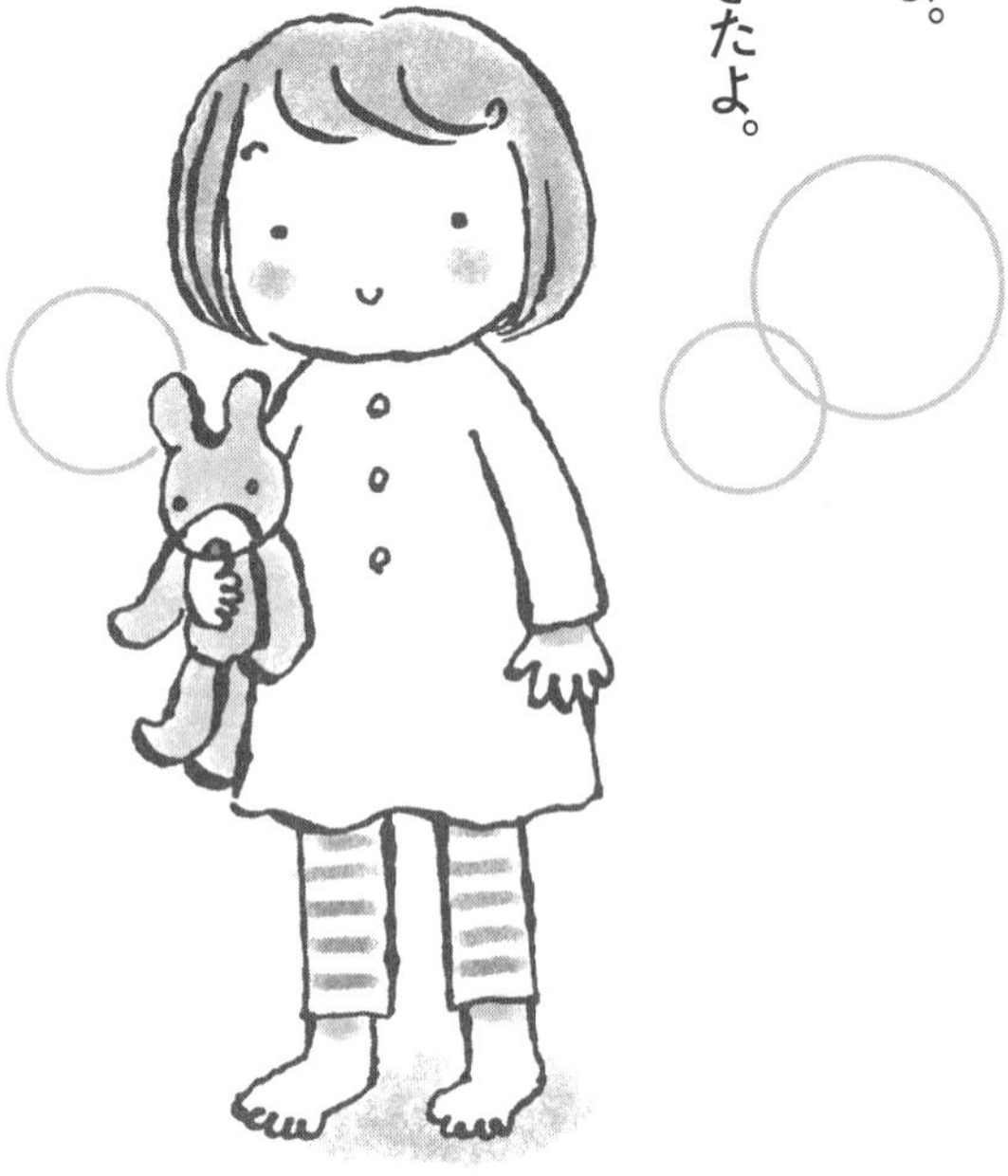

おなかの中で障がいがわかって

近年、妊婦健診でおこなわれるエコー検査によって、おなかの赤ちゃんの病気が見つかるケースが増えています。銭希空《のあ》ちゃんのお母さんの銭紀子さんも、臨月に入ったとき、赤ちゃんの障がいを宣告されました。

先生に「脳に障がいがあるようです」と言われたときは、頭を殴られたような衝撃で、目の前が真っ暗になりました。家に帰ることもできず、ただ呆然と公園のベンチに座りこんだのを覚えています。

出産までの一カ月は、食事も喉を通りませんでした。気を紛らわせるため、実家の犬と散歩に出ても、歩きながら涙がこみ上げる日々でした。でも、そんな散歩の途中、ふと見上げると、立ちこめた黒雲の切れ間から、まぶしく輝く青空が見えたのです。

曇り空の上にも、いつも太陽は輝いている。その光に、私は一筋の希望を感じ、背中を押されたように感じました。

暗闇をさまようようだった日々、心の支えになったのは、池川先生の著書でした。「赤ちゃんはママを選んで生まれてくる」と思うことで、ずいぶん励まされました。

長い梅雨の明けたある日、希空は誕生しました。「この青い空のように、希望をもって歩いていこう」という祈りをこめて、希空と名づけました。

希空を腕に抱いた瞬間の幸せは、生涯忘れないでしょう。すべての苦しみが消え去り、「えらかったね。よく生まれてきたね」と話しかけていました。

リハビリトレーニングを始めて

希空ちゃんは、右脳と左脳をつなぐ脳梁が欠損していました。身体的、知的に、重度障がいを抱えるケースが多く、主治医にも将来の見通しはわからないと告げられました。

ご親族はみんなお母さんである紀子さんをサポートし、ともに希空ちゃんを慈しみ育てようと励ましてくれましたが、紀子さんは夜になると不安に襲われ、「ちゃんと産んであげられなくてごめんね」と、涙を流す日々が続きました。


実家の両親は、脳障がい児向けの教育プログラムを勧めてくれました。知力・体力向上のためのリハビリトレーニングで、プログラムは生活のあらゆる面に及び、すべてをこなすのに丸一日かかります。

私はすべての時間、希空にかかりきりになりました。大変ですが、希空に何かしてあげられるということで、救われていた面もありました。

嬉しいことに、プログラムは希空にぴったりでした。プログラムを始めてまもなく、知育教材のカードを見せたとき、希空が目を輝かせ、興味津々の表情を見せたことは、忘れられません。

一歳になると、本格的に運動リハビリに取り組みました。当時、希空は腹ばいができる程度でしたが、二カ月も経たないうち、高這いやお座りをするようになりました。

知力の発育も、目覚ましいものがありました。「今日のおやつはどれがいい？」と質問して、「りんご　苺　西瓜」と書かれたホワイトボードを見せると、指差しで答えるというような、チョイスボードという方法のコミュニケーションができるようになったのも、このころです。

そして二歳、希空は自力で立ち、歩けるようになりました。知的興味も旺盛になり、私はカードや絵本を自作して、希空に見せる日が続きました。

また、希空は、本を熱心に眺めるようになりました。チョイスボードに本の内容を二択〜四択形式で書き、答えるように促すと、ほぼすべて正解でした。このときは、さすがに鳥肌が立ちました。

三歳をすぎると、希空は文字盤（「あいうえお表」。ファシリテッド・コミュニケーション）を指差しながら、コミュニケーションができるようになりました。はじめは「ご飯はおいしかった？」「公園は楽しかった？」というような、「はい」「いいえ」で答えられるような単純な質問をしていたので、希空は興味をもてなかったのか、会話は弾みませんでした。

そんな状態で一年半も足踏みしてしまいましたが、あるとき、子どもに対するような簡単な質問ではなく、「リハビリプログラムで一番効果を感じるのは何?」「これから何を学びたい?」といった、ひとりのおとなに問いかけるような質問をしてみたところ、喜んですらすら答えてくれるようになったのです。

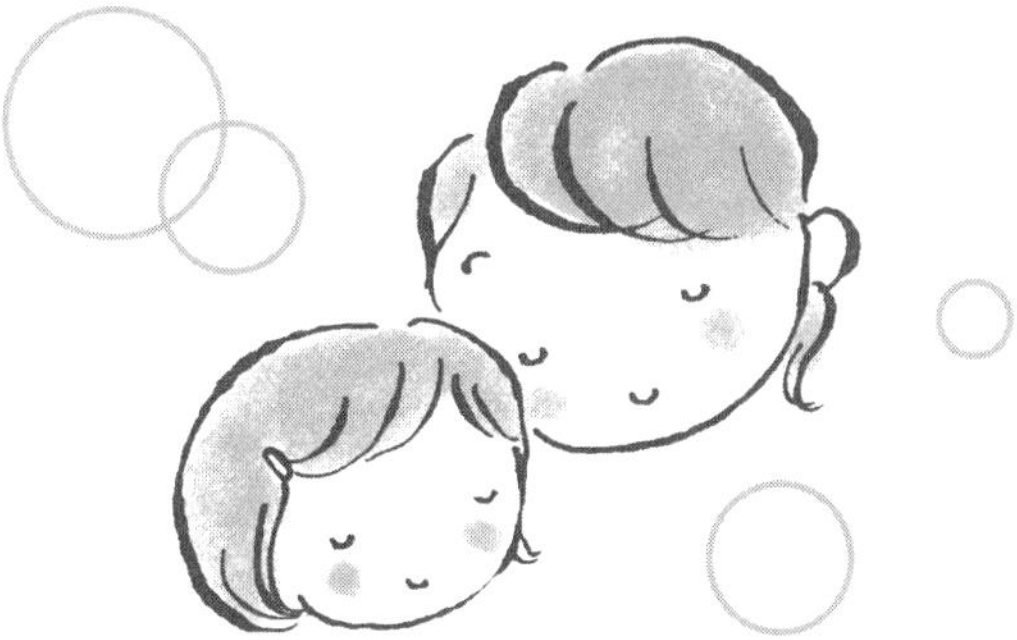

ママのおなかにいたときのこと

コミュニケーションがスムーズになったころ、ふと「ママのおなかにいたときのこと、覚えている?」と聞くと、希空は文字盤で、こんなふうに答えてくれました。

「おぼえているよ。じぶんでえらんで　うまれてきたよ。まなぶために　きたよ」

「しょうがいも　えらんでうまれてきたよ。パパやママのこと　おそらのうえからみていたよ」

「パパとママを　とてもそんけいしています。あいしています」

私は驚き、希空を抱きしめて、あふれる涙をおさえることができませんでした。

希空はその後も、私と主人の結婚式の様子や、婚約時代のエピソードなど、まるでそれを見ていたかのように語りました。その中には、私や主人しか知らないはずの内容まで含まれていたのです。

それはとても不思議なことでしたが、あまりに事実と一致していたため、希空の話している胎内記憶は本当のことなのかもしれないと感じました。

「ごめんね、しないで」

四歳になった希空ちゃんは、階段の上り下りや、小走りもできるようになり、言葉も増えて、口語でのコミュニケーションもとれるようになりました。

四歳のころ、希空は、「コテンネナイネ」と何度も口で言うようになりました。気になったので、その意味を文字盤で聞くと、「希空は、ごめんねって言わないでくださいと言っています。お母さんは、夜に希空が寝てから、謝っていました」というのです。

希空は続けて、

「(ごめんね、というのは)希空を健常に産まなかったことで、自分を責めているときの言葉です。障がいは、希空が決めてきたことで、お母さんが悪いわけじゃないから、ごめんなさいと言わないでください」

と、伝えてくれました。

笑ったたましいを増やしたい

紀子さんは、希空ちゃんと歩みながら、希空ちゃんの夢と、ご自身の夢が重なり、広がっていくのを感じています。

出産前は、「障がいのある子を心から愛することができるのだろうか」と、不安に感じたこともあります。健康なお子さんを見て、胸が痛んだ日もあります。でも、暗い雲の上には、必ず晴れた空が広がっています。人生で出会うあらゆる出来事に意味があるし、試練は必要な学びであったと、いまは心から思います。

人生のすべてをかけて打ちこめるものと出会えたのは、希空のおかげです。家族で喜びも悲しみも共有し、一生懸命生きてきたことは、私たちの誇りです。だから、希空の母親となることは、私自身が選んだことのように感じます。

障がいをもって生まれるのが希空の使命なら、私の使命は、希空を愛し、立派

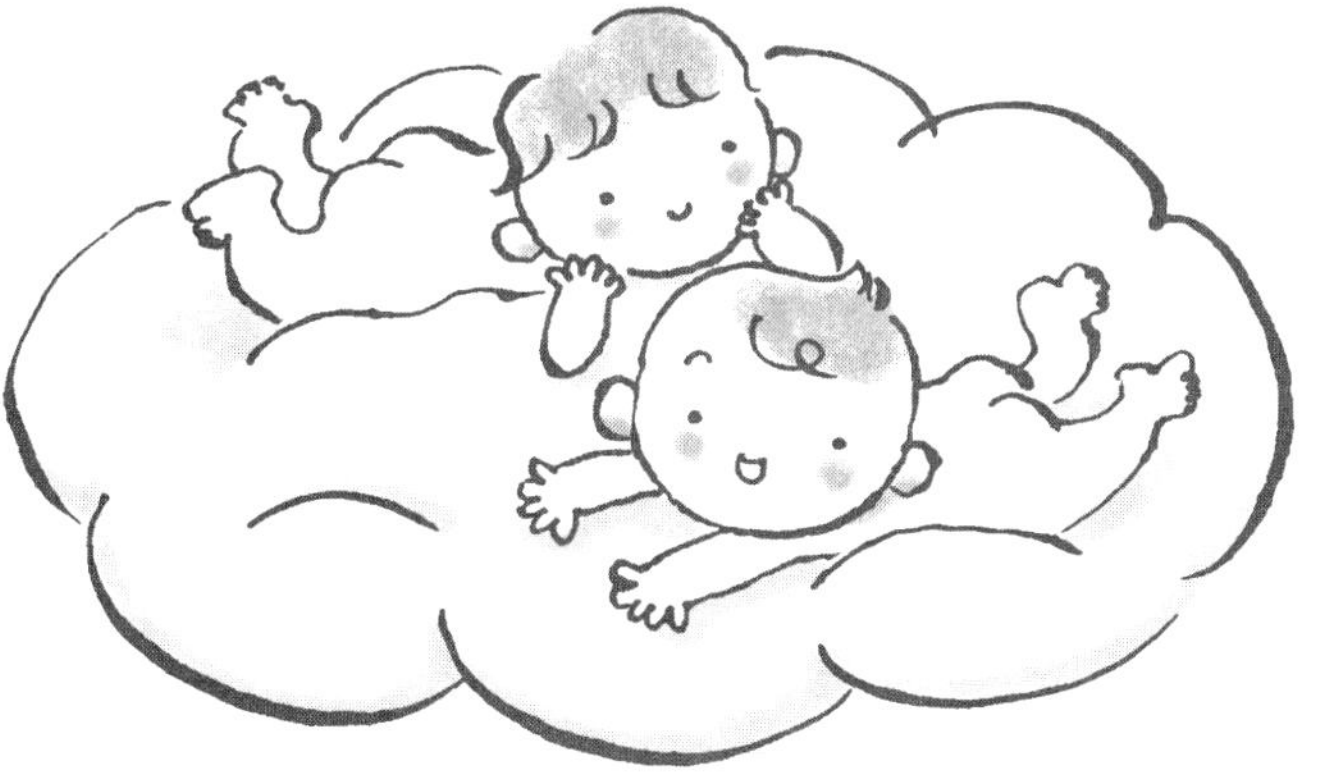

に育てあげること。そのために、私はもっと強く、優しく、愛情深くなりたいのです。

希空は、「愛を感じ、愛を話し、愛を伝えるためにここにいる」と言います。

希空はまた最近もこんなふうに語ってくれました。

「希空は生まれる前に希空の使命として、笑ったたましいを増やす、と神さまとそらくん（希空ちゃんの弟）とお話しして、決めました。

だから、希空は障がいを選んだし、この人生に後悔はありません。

希空は笑ったたましいはみんながもてるものだと思います。

でも、人間は成長するにしたがって、どんどんとその本来生まれもったよい部分や美しい部分を忘れてしまうことがあります。

でも、本当は一人ひとりの中にすばらしい輝きがあり、人が人を幸せにできる存在なのです。

希空はそのことを伝えていきたいし、希空自身も笑ったたましいをもった人になれるようにこれからも成長し、学んでいきたいと思っています。

希空の人生はまずまず順調です」

そして、希空の夢は、「もっともっともっと、笑ったたましいが増えて、もっともっともっと、本当の本当の喜びを、たくさんの人が感じられるように。もっともっともっと、笑ったたましいを、希空がもつように。希空とそらくんで、笑ったたましいを増やすこと」だそうです。

私も、そんな希空の夢を、せいいっぱい応援したいと思います。

希空ちゃんの言う「笑ったたましい」とは、「喜んで人に幸せを与えられる人」のことだそうです。そして、そのためには、「みんなが手と手をつないで、笑ったたましいを、手から手に伝えていく」ことが、たいせつなのだと言います。

このインタビューをおこなった翌々年、希空ちゃんが以前から言っていたとおり、弟の「大空（そら）くん」が生まれました。希空ちゃんは、雲の上で仲よしだった魂と、また会えることができたのです。

希空ちゃんは、明確な目的をもって生まれています。そんな希空ちゃんの夢に呼応するかのように、漫画が出版されたり、希空ちゃんを囲む集いが開かれたりして、周りの人たちの輪が広がっています。

「笑ったたましいを広げる」というすてきな夢を、私もぜひ応援していきたいと思います。それは、私たちみんなが幸せになることでもあるからです。

赤ちゃんからのメッセージ

——ヒプノセラピーの現場から

パパと、もっと仲よくなれるから。

（催眠療法でお母さんが受けとめた
赤ちゃんの言葉）

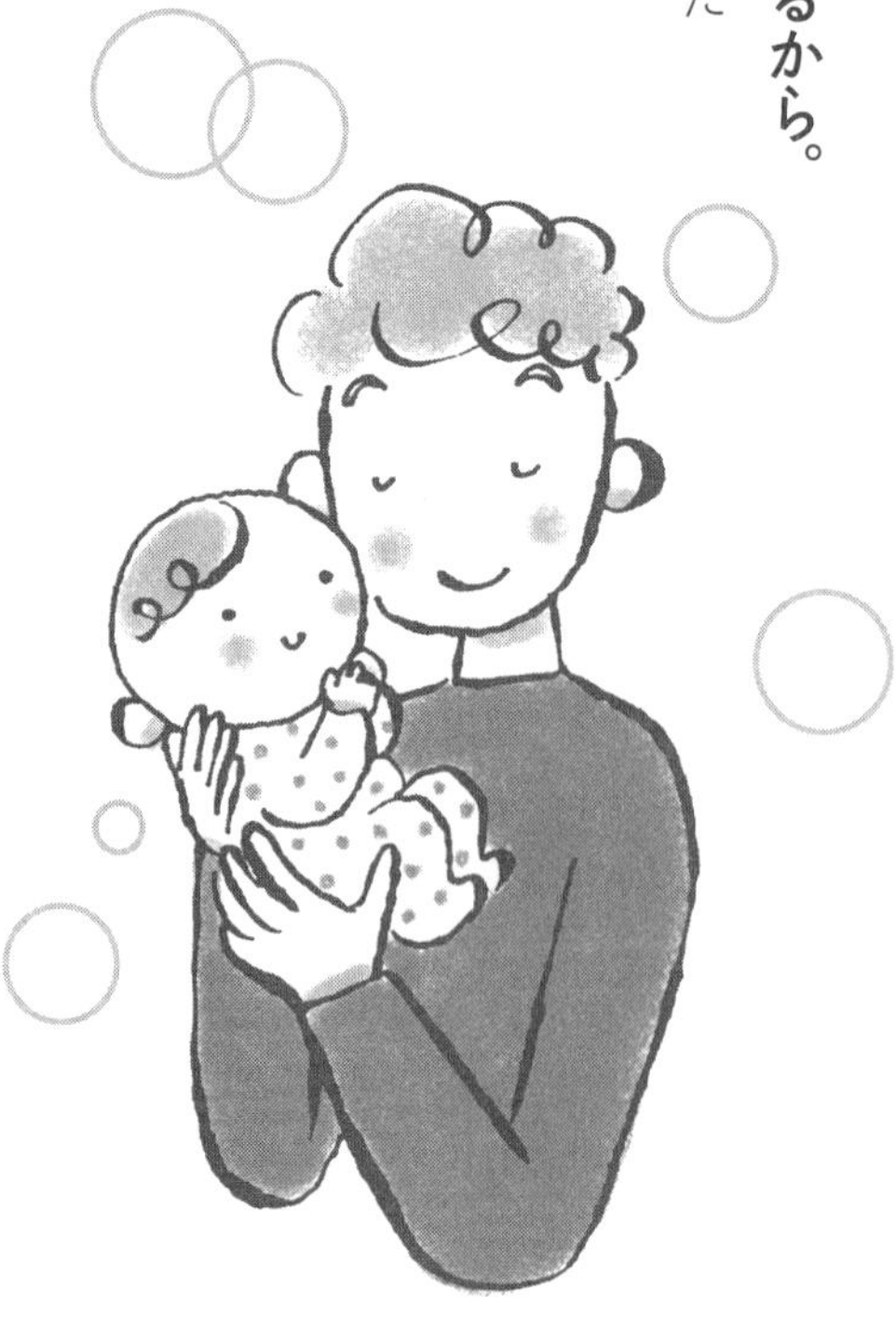

赤ちゃんの気持ちを聞くために

赤ちゃんには意思も感情もありますが、言葉に頼るおとなは、その気持ちをくみとるのが難しいことが多々あります。そんなとき役に立つツールの一つが、ヒプノセラピー（催眠療法）です。

人の意識は深いところではすべてつながっているので、催眠をかけてお母さんの潜在意識にアクセスすると、赤ちゃんの気持ちを読みとるヒントが得られるのです。

助産師でヒプノセラピストの鷲尾智恵子さんは、お母さんのご要望があると催眠療法をおこない、子育てのヒントをさしあげています。なぜ障がいをもって生まれたのか、赤ちゃんの思いをお母さんが受けとったケースもありました。

（智恵子さんのお話）

ある赤ちゃんは、お指が四本で生まれました。お誕生から一カ月後、お宅を訪問すると、お母さんが「どうしてこんなことに。妊娠当初から思い返して、あれが悪かったのか、これがいけなかったのでは、とずっと考えています」と、涙を流されました。

赤ちゃんを愛するがゆえの苦しみが痛いほど伝わり、せつなくなって、「赤ちゃんの気持ちを聞いてみますか」と尋ねたところ、ぜひと望まれました。そこで後日、お母さんに催眠療法をおこなったのです。

赤ちゃんに「これからママに催眠をかけるから、あなたの気持ちを教えてね」とお願いすると、赤ちゃんはお父さんに抱かれて、すやすや眠りこみました。催眠をかけると、赤ちゃんはお母さんのイメージの中で、七、八カ月の姿に成長し、にこにこしてお座りしながらお母さんを見つめました。

さらに、お話ができる三歳くらいの姿まで成長してもらい、「どうしてここに生まれたの？」と聞くと、赤ちゃんは

「ママが大好きで、お兄ちゃんとお姉ちゃんが大好きだから」

と言いました。「どうしてお指が四本で生まれたの？」と聞くと、

「パパともっと仲よくなれるから」

と答えたのです。

催眠を覚ましてお話をうかがったところ、お母さんは赤ちゃんの障がいを受けとめきれず苦しんでいたけれど、お父さんはすぐに受け入れて、隠すこともなく、赤ちゃんの誕生を周りの人に報告していたことがわかりました。そんな方だから、赤ちゃんは安心してお父さんに選んだのでしょう。

その後、お母さんはこんなふうに語ってくださいました。

「この子が生まれたのには、必ず理由があると、確信しています。妊娠中は、上の子たちがまだ小さかったので、おなかに乗られたり、添い寝中におなかを蹴られたりすることもありました。それでもこの子は順調に育ち、元気な産声を上げてくれたのですから」

ご家族はきっと、赤ちゃんを通して、これからもたくさんの愛と気づきを得ら

れるに違いありません。

雲の上からママを見ていたんだよ

人にそれぞれ個性があるのは、その人ならではの何かを得るためではないでしょうか。その赤ちゃんも、その子だからこその何かを握って生まれてきたのだし、また将来は、その子だからこそつかめる何かを手にするはずです。

ところで、赤ちゃんのメッセージはお母さんを通して伝えられましたが、潜在意識がすべてつながっているなら、メッセージを受けとるタイミングも、偶然ではないのでしょう。智恵子さんは、こんな体験もしています。

あるお宅を訪問したときのことです。なかなか都合が合わず、三回も組みなおした日程でした。でも、そのおかげで当日朝、新聞記事で池川先生の新著を知り、お母さんに「生まれる前の記憶」のお話をすることになりました。

しかも語り合ううち、なぜかインスピレーションがわいてきて、「真ん中のお子さんは、福をもっていますね。お母さんのたましいの成長にとって必要なお子さんです」という言葉が、口をついてあふれ出したのです。

するとお母さんは、「じつは、つい二週間ほど前、あの子は保育園の先生に、生まれる前の話をしたそうです。『ぼく、雲の上からママを見ていたんだよ。ママがかわいいから、ママにしたの。そしてね、お兄ちゃんの弟になろうと思ったんだ。でもね、先生、雲の上のパパとママは、別にいるんだよ』と言ったのですって」とおっしゃいました。

そして、「あの子には発達の偏りがあるのです。お友だちとトラブルを起こしてしまうことが多く、近いうちに療育が始まります。生まれる前の話なんて、まさかとは思いました。でも、私を母親として選んでくれたと考えると、感じるところがいろいろあります」と、続けられました。

神さまのはからいのようなタイミングでした。見えない世界は本当にあって、それに気づく人は増えていくように思います。

しばらくして、お母さんからは、こんな近況報告をいただきました。

「子育てでハラハラし、気持ちの余裕がなくなるときは、『この子が私のもとに生まれたのには意味がある』と思い出すようにしています。療育のおかげか、息子はお友だちとのコミュニケーションが上手になってきました。上の子とはケンカしながらもお互いを大切な存在として認めあっていますし、赤ちゃんの妹をとてもかわいがってくれます」

お母さんの大らかな愛に包まれ、健やかにお育ちになっているご様子を、とても嬉しく思います。

人のあたたかさを知るために生まれてくる

智恵子さんご自身は、催眠療法によって、「愛すること、愛されることのたいせつさを伝えるために、生まれてきた」という、生まれる前の記憶を取り戻しました。助産師という仕事を選んだのも、催眠療法を習得したのも、ひとりでも多くの人にそれを伝えたいからだそうです。智恵子さんはこう語ってくれました。

私は以前、自分が死ぬ夢の中で、「最期に赤ちゃんを抱きしめたい」と強烈に感じました。目覚めたとき、私の腕の中には鮮明なぬくもりが残っていました。

私たちは必ず、あの世に還ります。それでも、肌のぬくもりは、身体がないと感じられません。私たちは人のあたたかさを知るために、この世に生まれるのかもしれません。


智恵子さんは、お産のとき、心をこめて「この世にようこそ」と赤ちゃんを抱きとめるといいます。その思いは、産科医として、私も実感しています。

赤ちゃんが小さく生まれようと大きく生まれようと、障がいがあろうとなかろうと、病気があろうとなかろうと、誕生の喜びは、まったく同じです。

すべての赤ちゃんを、「生まれてきておめでとう」と歓迎し、祝福したいと思います。

生まれたことが、大成功

——ゆうきくんのお話

（ママのおなかの中、おぼえている？）はあい。
（よかった？）あかんかった。
（それで早く出たん？）早く出た。
（それ、失敗やった？）成功した。
（ゆうきくん、五歳）

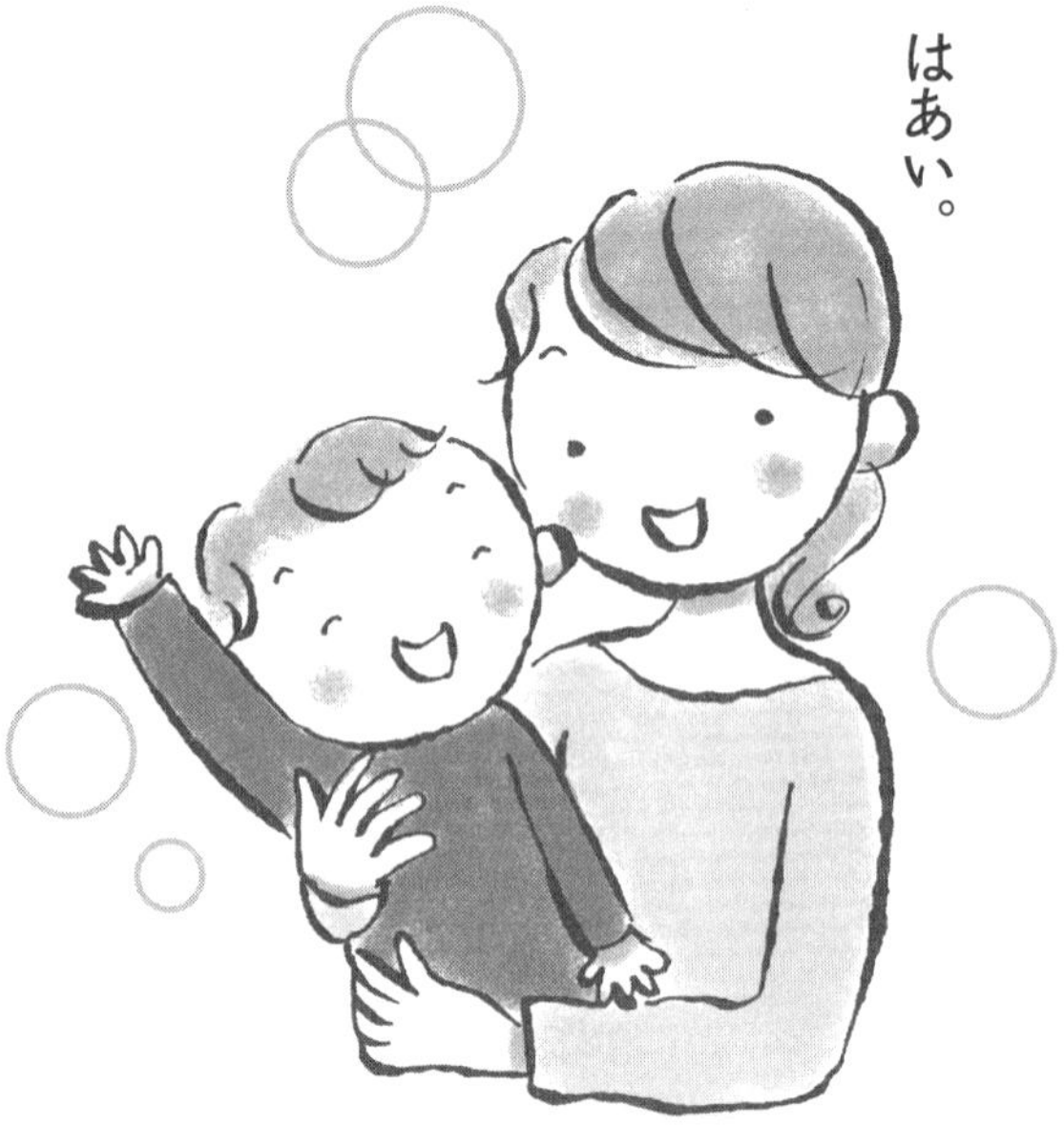

大変なお産を経て生まれてきたゆうきくん

ゆうきくんは、お産のときの胎盤早期剥離によって、脳性麻痺という障がいが残るという大変なお産を経て生まれてきたお子さんです。でも、ゆうきくんはその出産を「成功」と受けとめています。お母さんのお話を聞いてみましょう。

私が高校生のとき、父方のいとこが胎盤早期剥離で母子ともに亡くなりました。初めての身内の葬儀で、私はお産が恐ろしくなりました。

結婚直前に卵巣の病気にかかり、医師から「早く妊娠して、帝王切開のときに卵巣をとるのがいい」とアドバイスされ、その後すぐに授かったのが、ゆうきです。

出産する少し前、ふと「私は障がいのある子のママになるかも」と思ったことをおぼえています。

お産は、胎盤早期剥離になりました。保育器の中のわが子を見て、私は、いとこの葬儀のときの、棺の中にいた赤ちゃんを思い出しました。なぜか、そっくりだと感じたのです。「あの子が私のところに生まれてきたのね」と思いました。

「お産は失敗やった?」「成功した」

ゆうきは、脳性麻痺という障がいがあり、言葉は遅れぎみです。四歳になったころ、抱っこをして、さりげなく「ママのおなかの中、おぼえている?」と聞いたところ、「はあい」と答えました。

「よかった?」「あかんかった」「それで早く出たん?」「早く出た」とも言っているので、おなかの中はあまり居心地がよくなかったようです。けれど、

「それ(お産)、失敗やった?」と聞くと、

「成功した」と答えたのです。

彼にとっては、誕生そのものが「成功」なのでしょう。別のとき、

「じいじ(私の父)に会いたかった(から、生まれてきた)」

と言ったこともあります。
ゆうきは障がいがあっても生まれたかったし、みんなに会いたかったのです。
その思いを強く感じたとき、私にはこの子を育てる意味がわかった気がしました。

ゆうきくんは、まるで時間の流れを愛おしむように、ゆっくり着実に、大きくなっています。そして、おしゃべりできるようになったことを喜び、「楽しい！」「嬉しい！」と、日々すてきな笑顔を見せてくれるそうです。

赤ちゃんの生まれ方は、個性があります。自然分娩を望んでいても、母子のいのちを守るため、医療介入が必要になるケースもあります。
「理想のお産はこうあるべき」と思い込んでいると、実際のお産との違いに、挫折感を覚えるお母さんもいます。

けれど、本当は、すべてのお産は「成功」なのです。たましいの出会いこそが、かけがえなく尊いことなのですから。そんな真実を思い出させてくれるゆうきくんに、「ありがとう」と、感謝の言葉を贈ります。

幸せのポケット、見つけたよ

――稲田直樹くんのお話

ボクはパパとママに未来を選んできた。
幸せのポケットを持って…
…これがぼくのうまれる理由。
うまれた理由。

『ぼくがうまれる理由』（稲田和恵著）より

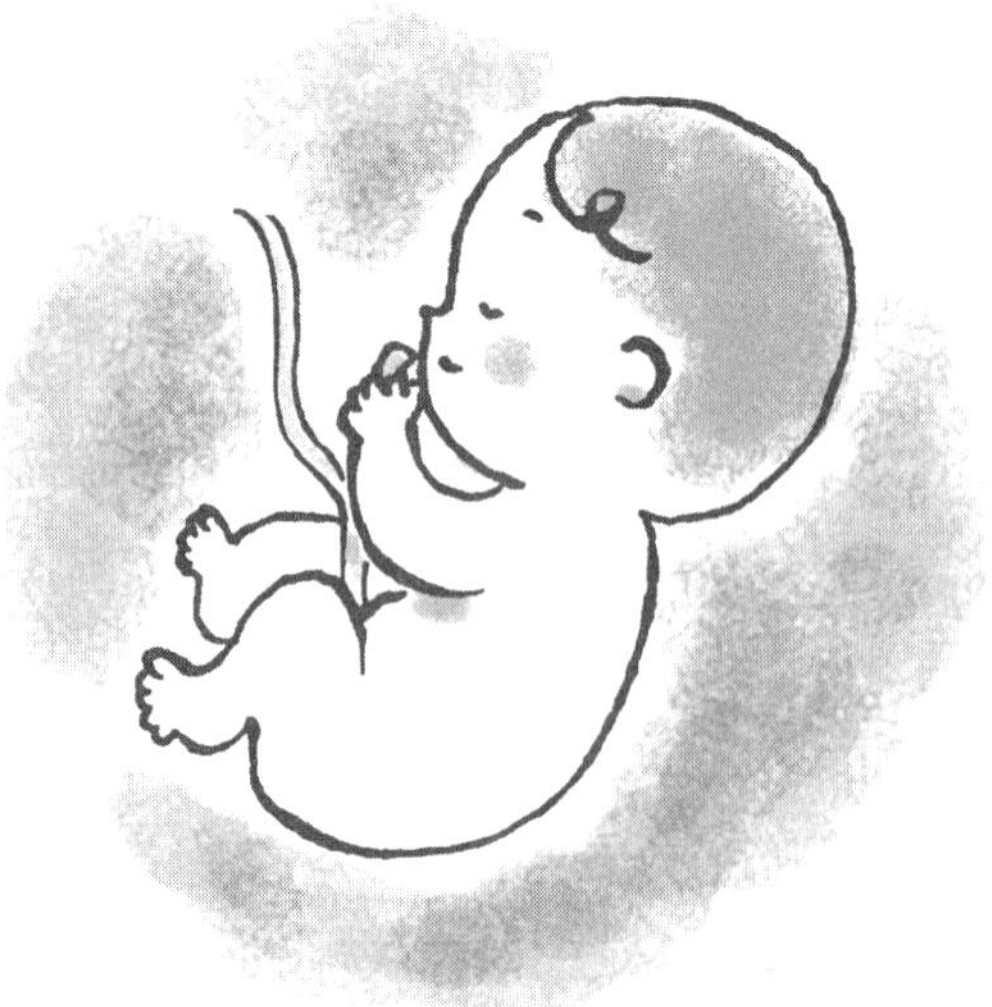

ダウン症で生まれてきた直樹くん

直樹くんのお母さん、和恵さんが書かれた本を読んだとき、私はとても驚きました。赤ちゃんはなぜこの世にやってくるのか、人生のチャレンジにどんな意味があるのか、美しく表現されていたからです。それは、私が調査してきた子どもたちの「生まれる前の記憶」と、見事に共鳴していました。和恵さんのお話をうかがいましょう。

直樹は生まれてすぐ、「ダウン症で心臓の病気もある。いのちの保証はできない」と宣告されました。たった数日でも直樹の生きた証がほしくて、看護師さんにむりに頼んでNICU（新生児集中管理室）に上の子を連れていき、家族四人で写真を撮りました。「赤ちゃんが生まれたのに、私はなぜ悲しい涙を流すのだろう」と思ったことを、おぼえています。

このときの写真を、私は見せていただきました。ご両親とお兄ちゃんの笑顔がとてもきれいだったので、「退院の日ですか」とうかがったところ、「明日のいのちがわからなかったときの写真です」と言われました。ご家族の覚悟の尊さと、直樹くんに対する深い愛情に、心を打たれました。

自分を責めて、生きるのも死ぬのも怖かったときもありました。でも、直樹が私に生きるエネルギーをくれたのです。生後半年もたつと、直樹は笑顔を見せてくれました。その笑顔に支えられて私も心から笑い、ようやく立ち直りました。

周囲の人からは何人もから何回も同じことを質問されました。
「なぜ、ダウン症で生まれたの？」
そのときは、まったく答えがわかりませんでした。

ダウン症は、遺伝子の二一番染色体が三本あるために発症する。そんな医学的説明は承知しています。でも、私が知りたいのは、そういうことじゃない。たま

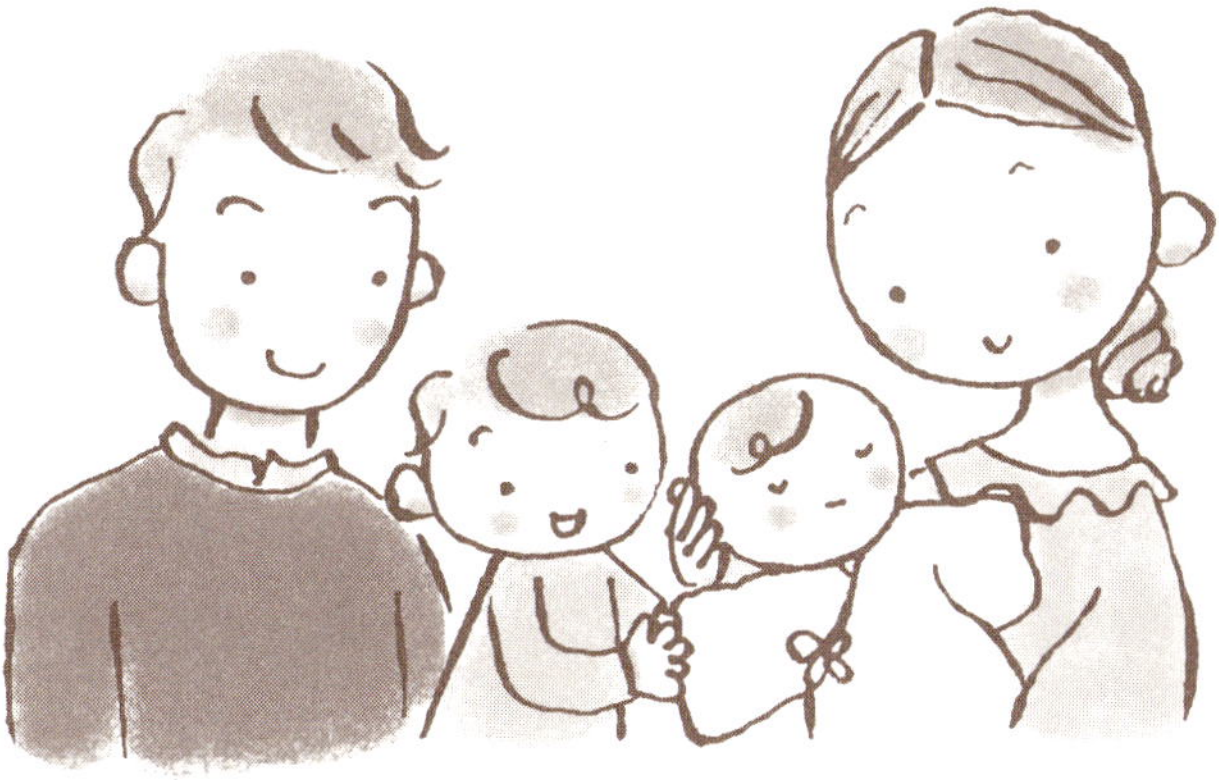

しいのレベルで、いのちの意味、そして、直樹の生まれた理由を知りたかったのです。
いつしか、私の心には、「障がいをもつことは、子ども本人が納得したうえで、父母や時代を選んでこの世にやってくるのでは」という、不思議な感覚がわいてきました。
その感覚を、私は小説にまとめました。あえてフィクションにしたのは、読む人に温かな希望をもってもらいたかったからです。だれにとっても、またどんな環境にあっても、希望は人生における最高の薬だと思うからです。

家族になると決めていた

私がご連絡するまで、和恵さんは「胎内記憶」という言葉も、「生まれる前の記憶」がある子がいることも、知らなかったそうです。直樹くんとの出会いが、和恵さんご自身の記憶の扉を、大きく開いたのかもしれません。

長男と直樹のあいだには、着床できずに空に還った子がいます。直樹はその子から寿命をもらったのかもしれない。あるいは、着床できなかったのは直樹自身で、何度もトライするうち、ダウン症というおみやげをもらったのかもしれません。

過酷な条件であっても、いのちが宿り、誕生することじたいがすばらしいのだ、と私は考えるようになりました。

たとえ折れた翼でも、子どもは飛びたくて、意気揚々とやって来る。子どもに病気があると、親は混乱しますが、本人は「どうして泣くの。頑張ってせっかく生まれたんだ、笑ってよ」と言いたいのではないでしょうか。だからきっと、産声は「ありがとう」って言っているはず。

はっきり覚えていないけれど、私はどこかで、直樹と親子になると決めていたように感じます。私自身の人生を考えても、自分の両親を選んで生まれたと考えると、納得できるところがあるのです。

直樹と家族になると決めたのは、私だけではないように思います。振り返ると、主人は、上の子が生まれてから直樹を授かるまで、一〇年も離れた出産に自信がなかった私に、「どんな子どもでもいい。産んでほしい」と言ってくれました。いつも穏やかに、私たち家族を大きな「心のお家」で守ってくれています。だから、直樹がここに生まれた理由の一つは、主人ともつながっていたのだと思います。また、長男も、直樹と兄弟になる約束をしていた気がします。長男は、直樹がおなかにいるときからずーっと「絶対、男の子だよ」と言って、楽しみにしていました。名づけ親になり、直樹の病気をだれよりも落ちついて受けとめ、私を支えてくれました。

こうして生まれる前の世界があると考え、感じることで、私は直樹が生まれてきた意味を心から理解できるようになったのです。

「大好きよ」「ありがとう」

「生まれる前の記憶」のある子どもたちは、しばしば「お母さんに笑ってもらいたいから、生まれてきた」と言います。赤ちゃんは、お母さんに愛の尊さや、いのちの喜びを気づいてもらうというプレゼントをもって、生まれてきます。和恵さんは、直樹くんのプレゼントを、しっかり受けとめました。

直樹は発電所みたいに、私たち家族に不思議なオーラを発しています。ちょっとお世話はかかるけれど、一緒にいると優しさや思いやりが自然にあふれ出し、家族の気持ちが寄りそいます。

まだあんよもできなかったころ、泣いていた私を見て、ハイハイでティッシュをとりに行き、そっと涙を拭いてくれたこともありました。

直樹の口癖は「大好きよ」と「ありがとう」で、同級生はよく「おばちゃん、

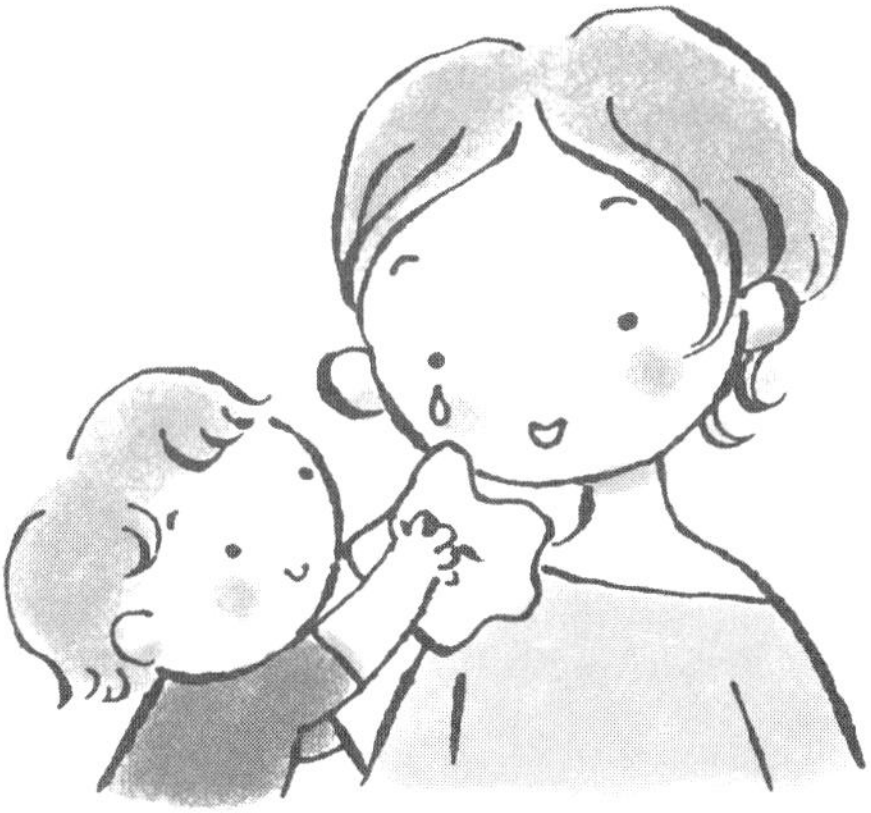

直樹くんに『ありがとう』って言うてもらってん」と、嬉しそうに報告してくれます。
言霊という表現もあるように、言葉はこうして人と人の心をつなぐとても大切なものです。
私は長々としたおしゃべりをしない直樹から、一言の言葉に存在する言霊を教えてもらいました。

子どもが教えてくれる「幸せのポケット」

障がいの数だけ、子どもは「幸せのポケット」をもっている、と私は思います。ただ、ポケットが開くまで、ちょっぴり時間がかかるのです。親は不安になりますが、子どもは、「いまにいいもの出てくるよ。楽しみに待っていて」と言いたいのではないでしょうか。

直樹は、私の心を広げてくれました。だから、「幸せのポケット」は、直樹自身がもってきたというより、もともと私の中にあったものを、直樹が「ほら、ここを自分で開けてごらん」と教えてくれたのかもしれません。

直樹くんの「幸せのポケット」からあふれ出す愛は、ご家族だけでなく、地域のみなさんにも広がっています。

直樹がいることで、次から次に扉が開いていくのを感じます。それを最も身近で体験しているのは、直樹の同級生かもしれません。

校長先生をはじめ、何人もの先生がたが、「直樹くんの同級生には思いやりが育っています。この子たちの世代が社会の雰囲気を変えていく、そんな希望を感じます」とまで、言ってくださいました。

こんなこともありました。担任の先生に「直樹は足が遅いので、運動会の二人三脚は辞退させてください」と頼んだところ、「子どもたちが承知しますかね?」

と言われたのです。先生がクラスで聞いてみると、子どもたちは口々に「直樹が遅いなら、ぼくたちが速く走ればいい。ハンディはいらない！」と主張しました。

とはいえ、「組体操はとても無理です」と言うと、先生は練習を見学するよう誘ってくださいました。直樹は最初、とても戸惑っていましたが、同級生たちがさりげなくサポートするうち、音楽に合わせて少しずつ動けるようになったのです。みんなで喜んで「直樹、すごいやん！」と、拍手喝采しました。

「なんで一緒に行かれへんの？」

この運動会の練習を、ダウン症のお子さんをおもちのお母さんが、そっと見にこられました。そして、直樹くんの元気な姿と、友だちとの自然な関わりを目の当たりにして、大変感動し、気持ちが明るくなり希望を感じたそうです。

直樹くんは、仲間たちと一緒に普通中学に進学します。進学に当たって、和恵さんはずいぶん考えられました。

中学は特別支援学校に進ませるつもりだったのですが、同級生たちが「なんで一緒に行かれへんの？」と言い出したのです。「ぼくたちと一緒の中学に行くのが、直樹にとってしんどいならしかたあれへんけど、もし直樹が一緒に行きたいなら、そうしてやって」と、お母さんに泣いて訴えた子もいました。私が直樹に聞いても、「ともだち、ともだち」としか言いません。途方に暮れていると、同級生のお母さんたちが「応援するから」と励ましてくれました。

不安もありました。でも、よく考えると絶対に安心な道なんて結局ないのですよね。だから一番大切なのは希望する道に進むこと、それが夢とともに生きることだし、それは障がいがあろうとなかろうと、誰にとっても大切なのではないかと思います。

結局、直樹は普通中学に進学し、サッカー部と美術部に入りました。現実の厳しさもいろいろありますが、たくさんの友だちと日々を楽しんでくれています。

いままで一日ずつしか見えなかったのに、明日や明後日が見えてきました。かすかだった光がすっと伸びて、直樹の道が見えてきた気がします。

もちろん、成長につれて、課題は次々と現れます。親はいつも不安がつのるのも事実です。本当に子育ては、迷いの連続です。でも、どんなときでも「幸せのポケット」があると信じていれば大丈夫。そんなふうに思っています。

ステキなおもしろい花が開く

直樹くんには、すばらしい才能があります。和恵さんとご主人は絵画教室の先生で、小さいころから直樹くんもそのかたわらで絵を描くようになりました。のびやかでみずみずしい絵が、直樹くんの筆先から次々と生まれました。

これまで、二科展に一〇回入選したのをはじめ、数々のコンクールで入賞しています。一〇歳の誕生日には個展を開きました。大企業後援の「子ども絵画コンクール」では、二五万点近い応募作品の中から銀賞に選ばれて、ルーブル美術館に展示されています。

二科展に入選したスイカの絵を窓に飾っていたら、受賞作というコメントもないのに、「こんな絵を描かせたい」と、生徒さんが集まってきました。「幸せな絵ですね」という感想をいただくこともあります。直樹の絵には、出会った人の「幸せのポケット」を開ける力があるのかもしれません。

絵画教室に直樹の絵や写真を貼るうち、「このお教室は、障がいがある子も受け入れてくれますか」という問い合わせが増えてきました。話しているうちに「この子は私の息子ですよ」というと、泣き出されるお母さんもいます。

私はしばしば、そんなお母さんの相談に乗っています。そんなとき、私はこれまでのいろいろな経験が、みなさんのお役に立っていると感じます。

授かったいのちは、育てていかなくてはなりません。障がいのある子を授かるのは、神さまから珍しい種をもらうようなもので、栽培方法もわからないし手間もかかるけど、とてもステキでおもしろい花を咲かせてくれます。

わが子の障がいを嘆き、悲しむのは、人として自然な姿です。苦しむのは愛情の豊かさゆえだし、傷が深いからこそ、しっかりと向き合い困難を乗りこえて育てられるのです。

私の心の疼きは消えることはないし、この先もつらいことがあるかもしれません。でも、人生で感じる悲しみと喜びの絶対値は、同じような気がします。だから深い悲しみを感じるほど、大きな喜びも味わえる。むしろ、悲しみの深さに見合う以上の幸せに、気づけるかもしれない。そんなふうに思います。

直樹くんは、これから生まれる子どもたちの「希望の星になる」という、大役を果たしています。そして和恵さんご自身も、人々の「幸せのポケット」を、そっと開くお手伝いをしているのです。

きょうだいの立場から語る子どもたち

私はあの子（弟）のために
生まれてきたの。
あの子はお話しができないの。
だから、私は同じママのところに
生まれてきたの。
本当は、まだ雲の上に
いるはずだったのに。

（広汎性発達障がいのお子さん
のお姉ちゃん、三歳）

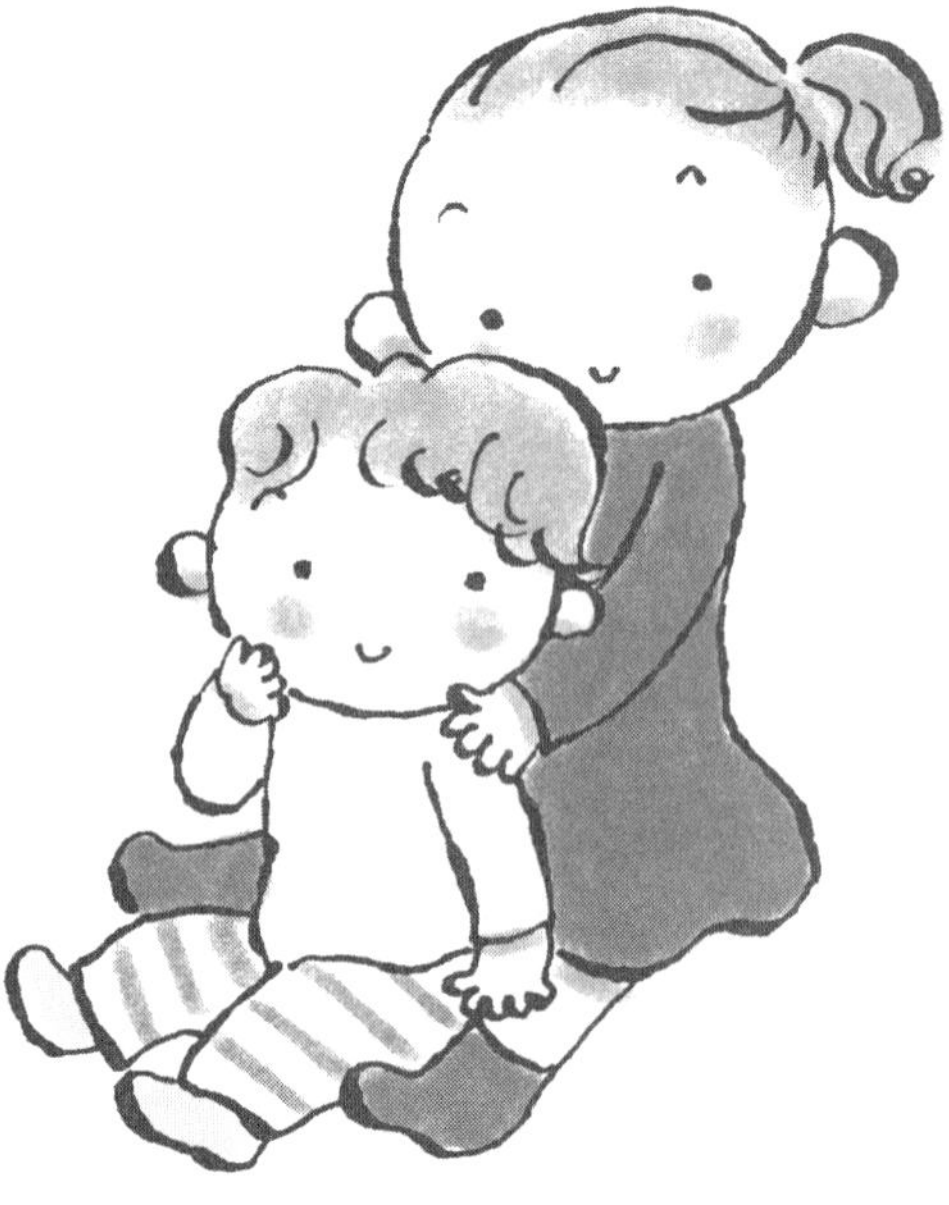

「本当は弟はまだ雲の上にいるはずだった」

きょうだいと生まれる前の世界で仲よしだった、と語る子もいます。たとえば、「じゃんけんをして、どちらが先に生まれるか、決めてきたの」とか「きょうだいになろうねって約束して、生まれてきたの」という子もいます。

なかには、本書の冒頭でご紹介した瑠南ちゃんのように、きょうだいの障がいや病気を、自分の人生の関わりと位置づけて語る子どもたちがいます。

療育機関に勤めていた洋子さん（仮名）は、そのような話をたくさん聞いてきました。

〈洋子さんのお話〉

四歳のお姉ちゃんと三歳の弟くんに、お会いしたときのことです。姉弟には発達の遅れがあり、弟くんは言葉が出ず、苛立って頭を壁に打ちつけることがしばしばしばありました。お母さんは心身の過労で倒れてしまったのです。

しばらくして、親類のお家で過ごすことになりました。お姉ちゃんはどうしても行きたがらず、弟くんと離ればなれになりました。

弟くんが出かけた後、お姉ちゃんは「なぜ行っちゃったの」と、身体を震わせて泣きました。お姉ちゃんは私の膝に座って、静かに話し始めました。

「私はあの子（弟）のために生まれてきたの。私がいないと、あの子はだめなの」

お姉ちゃんの表情はまるでおとなのようでした。

あまりにつらそうな様子に、私はそっと抱きしめました。

「あの子はお話しができないの。だから、私は同じママのところに生まれてきたの。本当は、まだ雲の上にいるはずだったのに。あの子は、私がいないとだめなの。でもね、ママはわかってくれないの。ママは、あの子が頭をバンバンすると、怒るの。『いうこと聞かない子は、きらい』って、言うの」

私が「そうだったの。全部わかっていたのね」と言うと、お姉ちゃんは「だからね、あの子がいないと、私は悲しいの…！」と、とてもつらそうに声を上げました。お姉ちゃんは、思うように弟くんの気持ちをおとなに伝えられず、苦しんでいたのでした。でも、感情を出すことができて、少しは楽になったようです。

きょうだいはテレパシーが通じている？

この女の子のように、「生まれる前のこと」を洋子さんに話すお子さんは、しばしばいるそうです。そんなとき、洋子さんは、その口調がおとなのようにきっぱりと誇らしげであることに、心を動かされるといいます。

子どもたちは私に、よく不思議なお話をしてくれます。四歳になるお兄ちゃんが、発達に遅れのある二歳の弟くんについて、

「弟がおなかにいるときから、お話しできないってわかっていたよ。でもね、弟は、ぼくにはちゃんと教えてくれるよ」

と、打ち明けてくれたこともあります。

確かに、きょうだいは、テレパシーが通じるようなのです。たとえば、弟くんが汗で濡れた服を着替える際に大泣きし、床にひっくり返って暴れていたときのことです。別のコーナーにいたお兄ちゃんが、

「あの子、飛行機の絵の服じゃなくて、ライオンの絵の服が着たいって、泣いているよ」と、教えてくれました。

そこで、半信半疑のまま、弟くんに「ライオンの服を探してみる?」と話しかけたところ、ぴたりと泣きやんだのです。探してみると、ライオンの服は飲み物をこぼして洗濯中だったので、「ざんねん。お日さまに当ててから着よう」と言うと、弟くんはごきげんをなおして、すなおに別の服を着てくれました。


コミュニケーションは、言葉だけでおこなうものではありません。言葉が出ないお子さんは、そんなコミュニケーションの原点に気づかせてくれます。

「生まれる前の記憶」を語る子どもたちは、「雲の上はふわふわして、のんびりしたところ」と表現します。みんな一つにつながって誤解も拒絶もありません。

けれど、身体をまとって生まれてくると、一体感は失われます。言葉をもたない子どもたちは、そんな根源的な一体感を恋しがっているのかもしれません。だからこそ、そんなお子さんと歩むことは、人生で最も高度なチャレンジの一つです。

母子の心のすれ違いは、お母さんに大きなストレスをかけます。子どもが泣いたり怒ったりしても原因がわからないと、お母さんは混乱するかもしれません。でも、子どもはお母さんを責めているのではありません。大好きなお母さんだからこそ、気持ちを伝えられなくて苛立ち、悲しんでいるだけなのです。

疲れ果てたら、どうぞ、支援を求める勇気をもってください。そして同時に、お母さんはお子さんにとってかけがえのない存在であることに、自信をもっていただきたい、と思います。

子育てには、思うようにならないことがたくさんあります。けれど、つらいときほど、お子さんはお母さんが大好きで、ともに課題に取り組むパートナーとして信頼していることを思い出していただけたら、と願います。

人生のベストパートナー

——仁くんのお話

（お空の上にいたとき）
ぼくはひとりぼっちだった
から、聞かないで。
（「お母さんが
ひとりぼっちだったから、
来てくれたの？」）
そうだよ。
（仁くん、９歳）

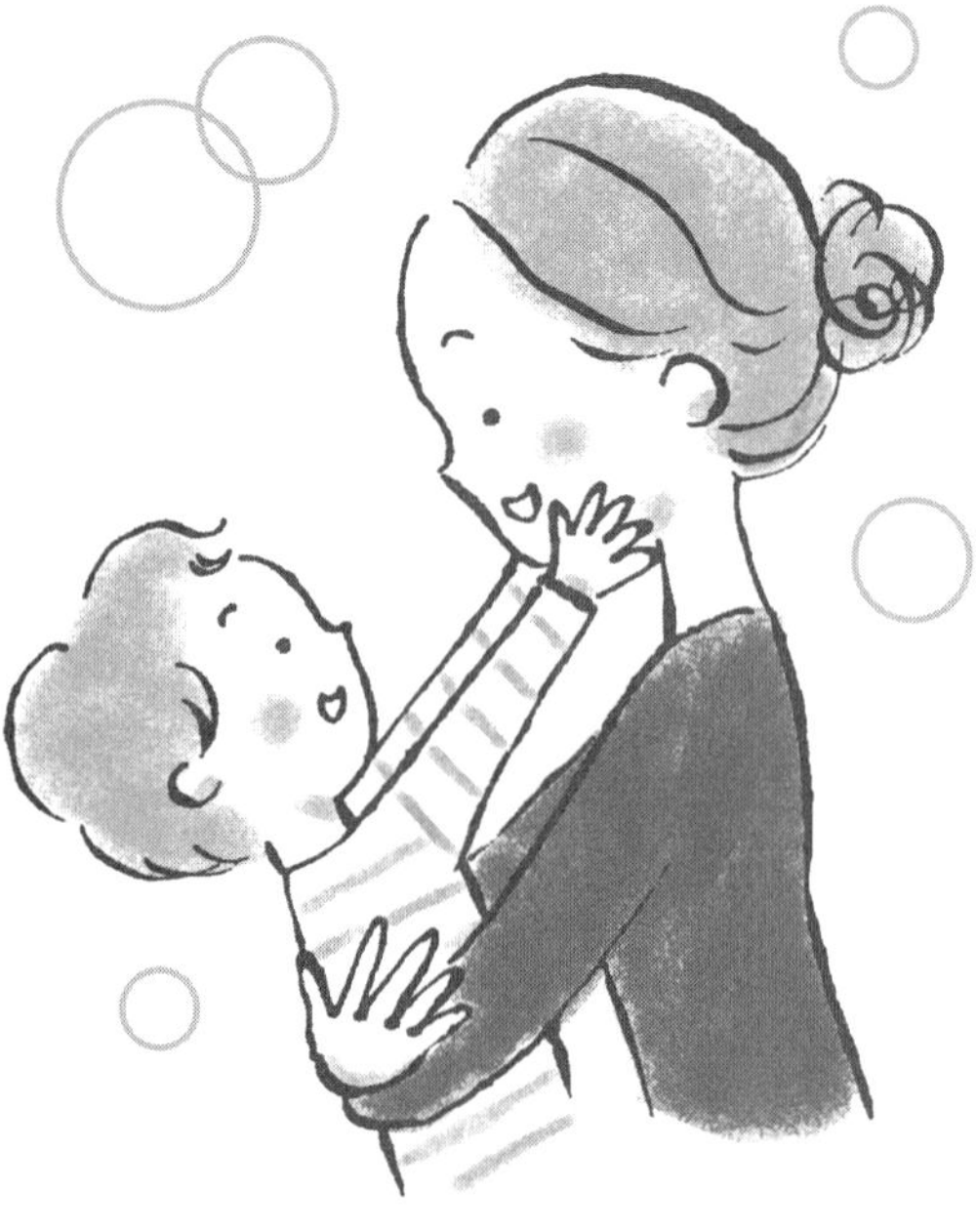

発達障がいをもつ子とともに

身体的な問題はなくても、かかわり方に支援が必要なお子さんもいます。

仁くんはお座りもひとり歩きも早かったのですが、言葉が遅くて独特のしゃべり方が抜けず、保育園の先生に受診を勧められて、広汎性発達障がいと診断されました。

仁くんは知的能力が高いため、支援の必要性について周りの理解を得るのが難しく、雅子さんは対処に苦しんだ時期もあったといいます。

小学校入学では、家族の意見がまっぷたつに割れましたが、結局は仁が決めたようなかたちで、普通小学校の特別支援学級に在籍することになりました。

特別支援学級では、すばらしい先生に恵まれました。ポニー、ウサギ、ヤギ、犬などの動物に語りかける仁の言葉を聞いて、「意味はわからないけれど、すばらしい音色ですね」とおっしゃってくださったのです。

仁は先生に心を開き、知識をぐんぐん吸収しました。普通クラスでは数時間かけてもできなかったことが、その先生が横についていると、五分で理解できるのです。

夏になって、先生がプールに入れてくれると、初体験で二五メートル泳ぎきりました。仁には大きな可能性があり、信じてくれる支援者がいれば、才能は開花するのだ、と実感しました。

もっとも、その後は大きな暮らしの変化や転校があり、仁にとっても私にとっても、つらい日々が続きました。

生まれる前はお空にいた

雅子さんは、「仁はなぜ、障がいをもって生まれてきたのだろう」という思いが、いつも心を離れませんでした。

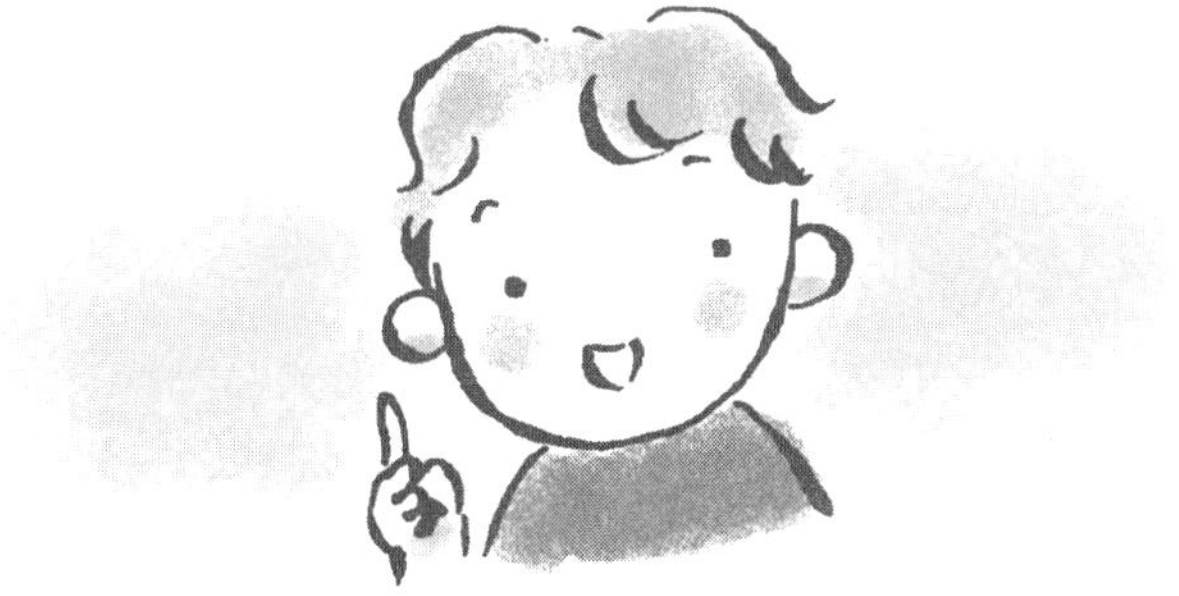

そんなある日、雅子さんは、生まれる前の世界について語る子どもたちがいることを知りました。そして、「常識からかけ離れているけれど、そこにヒントがあるかもしれない」と感じたのです。雅子さんは、九歳になった仁くんを連れて、私のクリニックにいらっしゃいました。

雅子さんからご事情をうかがって、私はいつも子どもたちにインタビューするときのように、仁くんとお話ししてみました。

「仁くんは、生まれる前はどこにいたの？」

「お空」

「お空でだれといたの？」

「えっと、ひとり」

「神さまみたいな人はいた？」

「いたけど……」

という感じで、私との会話は、あまり弾みませんでした。でも、それがきっかけになったのか、仁くんはお家に帰ってから、生まれる前のことを、少しずつ話すようになったそうです。

仁は池川クリニックから帰ると、飛行機や電車に乗れたのが楽しかったと、興奮して語っていました。そして、「横浜の先生だけどさ」と言って口ごもったので、私は池川先生の問いかけを思い出して、「お空の上ではどうだった？」と尋ねてみたのです。仁は、「ぼくはひとりぼっちだったから、聞かないで」と言いました。でも、その後、きょうだいとして生まれるはずだった子について、ぽつぽつと語るようになったのです。

私はときどき、長い髪の女の子に「髪をといて」とねだられる夢を見て、気になっていました。そこで、仁に「その子を知っている？」と聞くと、「うん。いつも後ろ向きの子だよね」と答えました。

「そうよ。お母さんもお顔がわからないの」と言うと、仁は「あの子、はるなち

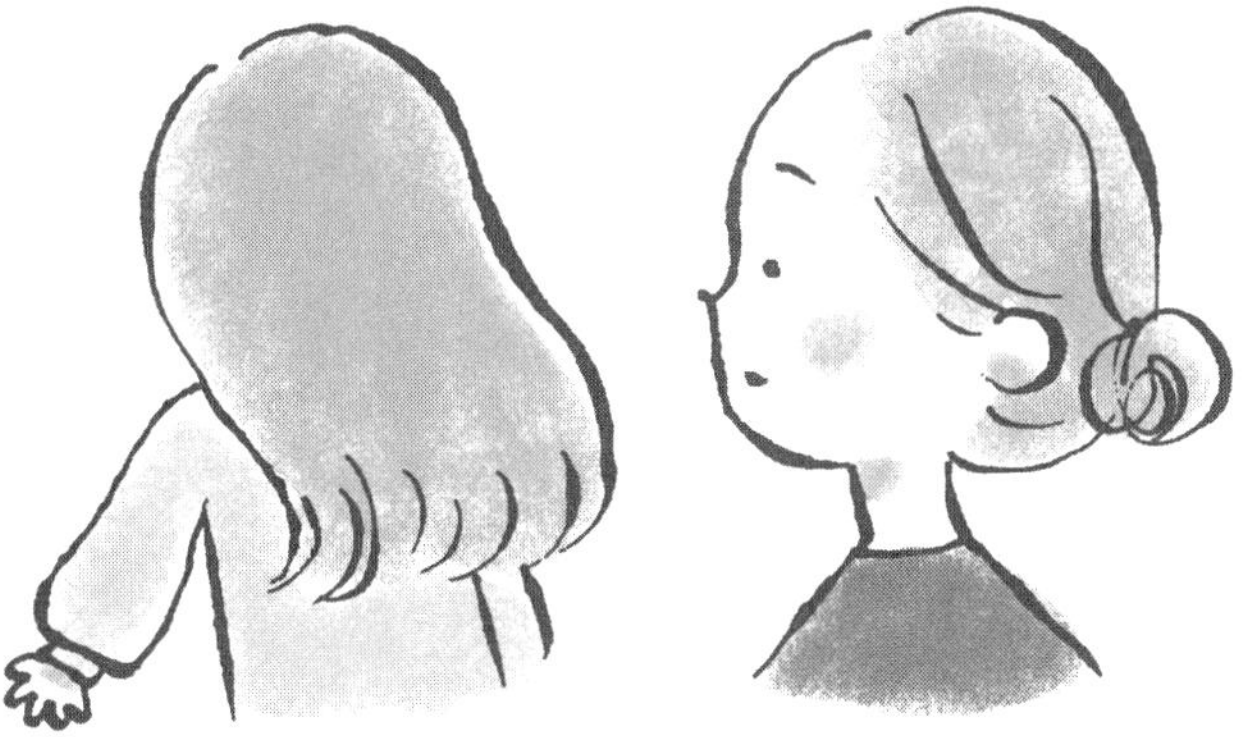

やんだよね」と言いました。私はその子を「陽菜《はるな》」と呼んでいたので、「そうね。お母さんが名前をつけたのよ」というと、仁は「そう。よかった」と答えたのです。

「お母さんがひとりぼっちだから来た」

仁は、他にもいろいろ話してくれました。もっとも、当時のことは、とても大変な時期だったせいか、詳しい内容はあまり記憶に残っていません。

ただ、「お母さんがひとりぼっちだったから、来てくれたの？」と聞いた私に「そうだよ」と答え、「もうひとりじゃないね。仁とお母さんと、二人だものね」と言ったら「そうだね」と頷いてくれたことは、覚えています。

仁の記憶は、ひととおり話すと、ふっと消えてしまったようです。けれどその後も、眠る前やお風呂のときなどに、「ぼくはどんなふうに生まれたの」と、繰り返し私に尋ねることがあります。

それはまるで、自分の存在を確かめるようでもあり、「ぼくは人生を選んで生まれてきたよ」と、全身で訴えているようにも感じられます。

「生まれる前の記憶」を知ったことで、雅子さんの思いも、変わっていきました。発達障がいと呼ばれる症状を、病気とは見なさなくなったのです。「世の中にはいろいろな人がいて、仁の個性もそのひとつ。仁は、仁だ」と、考えるようになりました。

すると、仁くんも雅子さんにそっと寄りそってくることが増え、雅子さんは仁くんをたくさんハグするようになったのです。

仁は、確実に成長しています。小さいころは言葉が重かったのに、いまはよくおしゃべりするようになりました。身体つきもしぐさも、お兄ちゃんになりました。これまでの歩みを思い出すと、涙があふれたり、嬉しくなったり、私の心は大忙しです。

いまでは学校の陸上部で一〇〇〇メートルの長距離走の選手になり、箱根駅伝を走ることが夢です。

これからも、きっといろいろなことがあるでしょう、でも、ひとりでためこまず、嘘もごまかしもなく、ありのままの自分として、仁とともに生きていこうと思います。

私は、このお話をうかがって、ありのままの子どもを愛することが、眠っている才能を引き出すきっかけになることに、感銘を受けました。

雅子さんは、子育てを通して、たゆまぬ歩みを続けています。

ベストパートナーのお二人のこれからの日々に、心からのエールを贈ります。

乗りこえた壁は、人生の財産

「てっちゃん、ありがとう」
「お母さん、
私をてっちゃんの妹として
生んでくれて、ありがとう」
って、心から言える日が、
やっと私にもやってきました。

（井上郁代さん）

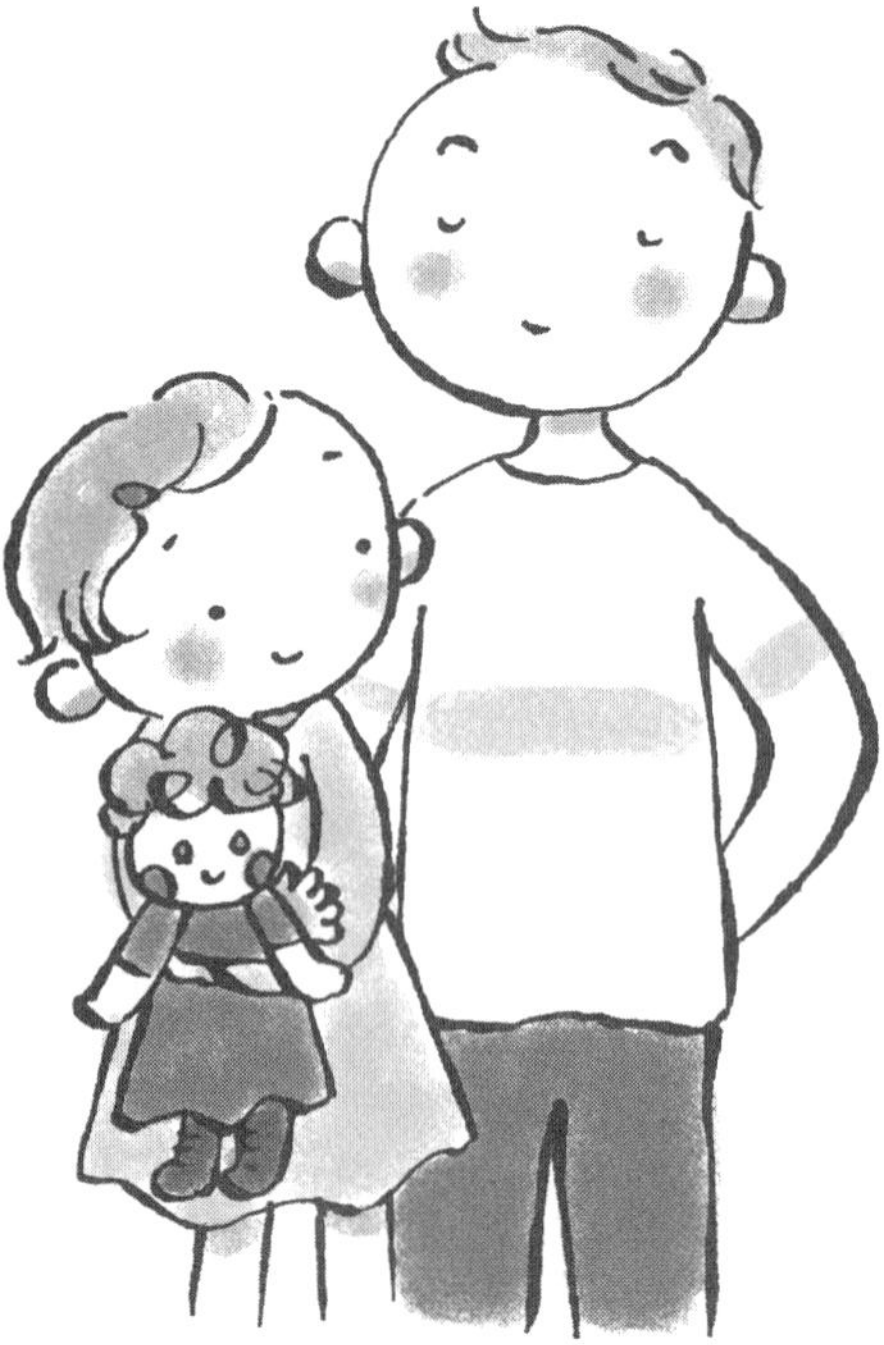

自閉症の兄をもって

障がいは、家族全員に大きな試練となります。障がいあるお子さんはどうしても手がかかりますし、世間には偏見や差別もまだ残っているので、つらい思いをするごきょうだいはたくさんいらっしゃいます。井上郁代さんも、長く暗いトンネルをくぐり抜けてきました。

私には、てっちゃんという九歳年上の兄がいます。てっちゃんは、重度の知的障がいを伴う自閉症です。

てっちゃんは、しばしば奇声をあげて私を叩いたり蹴ったりしました。同級生に心ない言葉で傷つけられることもあり、私は毎日ベランダから下をのぞいては、「飛び降りる勇気があればなあ」と思っていました。

どうしてこんな家に生まれてきたのだろう。母を恨みました。そのときの私は、母を困らせることで、自分を支えていたのかもしれません。

もちろん、楽しい思い出もあります。けれど、しだいに、私はてっちゃんの存在を隠すようになっていました。そして、心の奥底ではそんな自分が大嫌いでした。

おとなになったてっちゃんは、多動で、体格がいいため、飛び跳ねると凄まじいことになります。奇声を上げると半端ではありません。実家はとてもお客さまを呼べる状態ではなかったし、同情されるのもいやでした。学校卒業を期に、私は実家に寄りつかなくなりました。

どんな子でも、来てくれてありがとう

そんな郁代さんに大きな転機が訪れました。結婚後、なかなか妊娠せず悩んでいたところに、ようやく赤ちゃんを授かったのです。

待望の赤ちゃんがおなかに宿ったとき、ふと「もし、この子に障がいがあったら」と考えました。そして、はっきりわかったのです。どんな子でも、私のいのち。「来てくれてありがとう」って、心から思える、と。

息子の誕生後、すぐに事件が起こりました。私は息子を強く育てたくて、「クーラーはあまりつけたくない」と母に言っていました。てっちゃんはそれを聞いて、大好きだったクーラーをやめてしまいました。

通園施設でも「クーラーつけたらあかん!」と消してしまううち、熱中症で倒れてしまいました。かけつけた私は、心の中で「てっちゃん、死んじゃいや!」と叫び、祈りました。幸い、てっちゃんは一命をとりとめました。

この事件をきっかけに、私はてっちゃんともっと関わりたいと思うようになりました。私は整体やマッサージのセラピストなので、「てっちゃん、練習台になって」と頼みました。本音では、触れるどころか、近づくことすら怖かったけれど、変わりたい気持ちに、後押しされたのです。

てっちゃんは、ふだんは脱ぎたがらない靴下をすんなり脱いで、足を差しだしてくれました。その足を見て、私は息をのみました。ひどくむくんでいて、しかも固いのです。

一生懸命ほぐしながら、「痛い？」「すごくがんばっているよ」と声をかけると、てっちゃんはにこにこ笑ってトイレに行き、大量の尿と便をして、すやすや寝てしまいました。

それまで、てっちゃんは重度の不眠症でした。薬もあまり効かず、夜中も飛び跳ねて奇声を上げたり、外を走り回ったりしていたのに、マッサージをしてから、ちゃんと眠れるようになったのです。

そのとき初めて、私は気づきました。てっちゃんに必要なのは、薬じゃない。てっちゃんの気持ちにもっと寄り添い、私たちの気持ちもきちんと伝えていかなければ、と。

身内というのは、難しいものです。灯台下暗しで、お互いわかったつもりになってしまう。でも、「家族だから気持ちが通じて当然」ではなく、誠心誠意、言葉や行動で伝えていかなくてはならないのです。

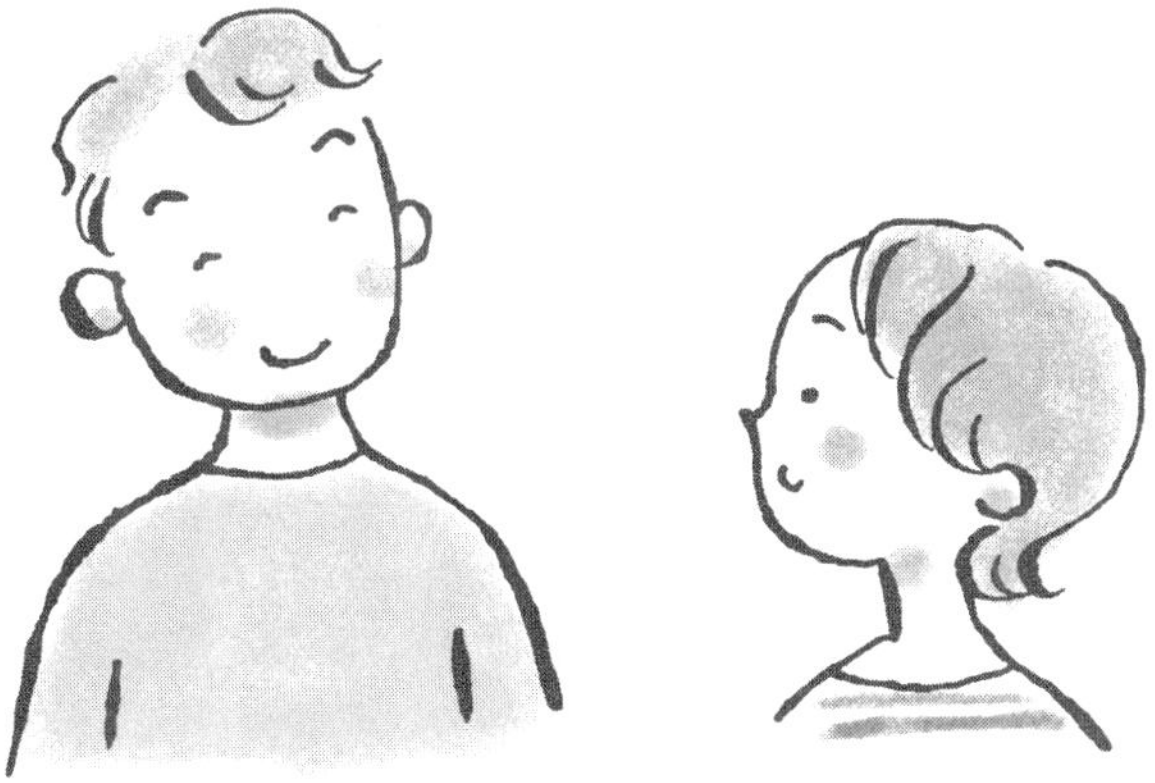

てっちゃんは、片言しか話せません。てっちゃんの気持ちは、表情と、怒る、笑うといったことから察するしかないのです。喜ばせるつもりのことが裏目に出たこともあるだろうし、そんなすれ違いに、お互いが苦しんでいたのだと思います。

てっちゃんが穏やかに変わった

てっちゃんは、絶対的な安心や信頼がほしかっただけのような気がします。私たちは、てっちゃんに触れ、愛情を言葉で伝えるようにしました。家族という甘えを捨て、心の訴えを聞きとろうとするうち、てっちゃんはこだわりが減り、穏やかになっていきました。

でも、本当は、てっちゃんが変わったのではない。私たち周りが変わったことで、てっちゃんがもとの素直なてっちゃんに戻っただけなのです。

もっと早く、心と身体の触れあいの大切さに気づいていたら、てっちゃんは思春期にあんなに苦しまなくてすんだかもしれない。

私はそんな思いに突き動かされて、障がい児施設や乳児院へ、ベビーマッサージのボランティアに行くようになりました。

てっちゃんを人目から隠していた私が、てっちゃんとの思い出を、たくさんの方に話すようになりました。そして、それが多くの人に役立つだけでなく、私のためにもなっています。なぜなら、人は、自分以外の人のために働くことで、生命力を高めていけるのですから。

先日、夫がふいに、「いまのきみだったら、ぼくたちの結婚式にお兄さんを呼べたね」と言いました。私は、心の中で「あなたはてっちゃんを呼んでも恥ずかしくないのね」とつぶやき、涙をこらえるのに必死でした。

夫のそうした気持ちに、私は気づいていませんでした。

人をもっと信じることも、たいせつかもしれない。そんなふうに思いました。壁を乗りこえるのは、本当に大変です。でも、乗りこえた壁が大きいほど、人として大きく成長できます。それは、お金では買えない最高の幸福であり、財産です。

「てっちゃん、ありがとう」

「お母さん、私をてっちゃんの妹として生んでくれて、ありがとう」

って、心から言える日が、やっと私にもやってきました。

障がいや病をもって生まれてくるお子さんを受けとめるご家族の多くが、その体験を通して、たましいの成長を遂げていかれる様子を、私はたくさん見てきました。そうしたご家族の歩みを、もっともっと多くの方に知ってほしいと願っています。

みんなと笑いたくて、生まれてきたよ

生まれる前を覚えているというお子さんの多くが、「人生を自分で選んで生まれてきた」と語っています。この視点は、私たちに大きな力を与えてくれます。

人生では、しばしばチャレンジにぶつかるものです。人生を自分で選べるなら、なぜあえて困難な条件を設定するのでしょうか。私は子どもたちの話を聞くうちに、試練とは、たましいを磨いて人の役に立つ人間になるためにある、と考えるようになりました。

それぞれの人が、自分の人生において、最も望ましいチャレンジを選んできます。そして、それがたまたま「障がい」というケースもあるのです。

ですから、障がいのあるお子さんは、決して「無力でかわいそうな子」ではありません。過酷な試練をあえて設定してくる勇敢なお子さんなのだと、私は思います。

あるお母さんの書かれた、すてきな詩をご紹介しましょう。

「勇敢な赤ちゃん」

ダウン症の赤ちゃんは、
育てられる人のところにしか産まれて来ないって。
私、選ばれた。なんて思ってたけど、最近ふとこんな事を考えた。
一〇〇〇人の、これから産まれる赤ちゃんがいます。
この中で、誰か一人だけ、障がいを持って産まれなければなりません。
みんなためらう中、勇敢な一人の赤ちゃんが、名乗り出ました。
「みんなが嫌なら、ぼくが障がいを持って産まれます。

ぼくは障がいがある事が不幸ではない事を知っているから。」

勇敢な赤ちゃんに心を打たれた神様は、
その赤ちゃんに、障がいと一緒にたくさんの幸せを持たせてあげました。
そしてとびっきり愛してくれる家族のもとへ
舞い降りられるように。

それが、モコ。
モコがあえてダウン症を選んだの。
勇敢な、私の子だから。

モコの人生は、モコが主役

モコちゃんのお母さん、神田美緒奈さんは、こんなふうにおっしゃいます。

モコは生後二日め、心臓疾患の治療のため、大学病院に搬送されました。そのとき、私はモコがダウン症であることは知りませんでしたが、これから起きるかもしれない事態をあれこれ考えました。

「重い病気かもしれない。ずっと治らないかもしれない。一生寝たきりになるかもしれない。いや、長く生きられないかもしれない……」

だとしたら、あの子は何のために生まれてきたのだろう。あの子の人生は、何なんだろう。そう自問自答した瞬間、すぐに答えが出ました。

「これが、モコの運命なんだ」

モコが背負ってきた運命だとしたら、どんなものであれ、私は大丈夫。モコの人生を代わることはできない。私にできることは、せいいっぱいサポートすることと、ただそれだけ。

自分の人生は、自分が「主役」。どんな人でも、すべての人が、「自分が主役」の人生を生きている、と私は考えています。モコについても、それは同じ。「モコの人生は、モコが『主役』」と気づいたとたん、ストンと腑に落ち、熱い思いがこみ上げました。

私自身についても、もちろんそう。思いがけず、障がい児の母になった人生。私はその主役として、人生を思いきり楽しむつもりです。

選んできたのはモコ自身かも

「勇敢な赤ちゃん」のお話は、モコが生後五カ月のとき、生まれたものです。その日、私は窓からさしこむ穏やかな日差しの中で、静かに眠るモコを見守っていました。

「神さまが『この親なら育てられる』と思って、私を親に選んでくれたのかしら」と思いをめぐらせていたとき、ふと「そうじゃない。選んできたのは、モコ自身かも」と、ひらめいたのです。

私はモコに、「もしかして、障がいという運命を自分から名乗り出たの?」と、心の中で話しかけました。すると、このお話が一気に浮かんできたのです。

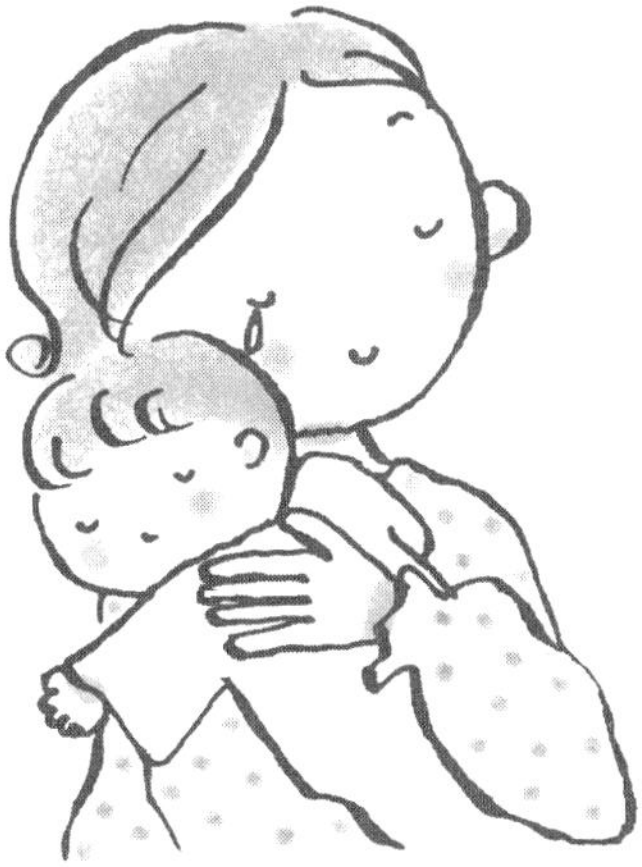

気がつくと、あたたかい涙がぽろぽろこぼれていて、「えらかったね。がんばったね」と、モコをなでながら泣いていました。

振り返ると、私自身、小学生のころから、誰もやりたがらないことを引き受けてきました。みんながやりたくないなら私がやればいい、と考えていました。本当にいやな役もあったけれど、引き受けること自体は、楽しんでいたかもしれません。だから、私の子なら、そんな可能性もありそうです。まさか障がいを引き受けなくても、って苦笑いしてしまうけれど、そんなモコをほほえましく、誇らしく思います。

最初、このお話をインターネットで公開するのは、少しためらいました。いろいろな捉え方があるので、不快に感じる方もいるかもしれない、と思ったのです。でも、読んでくれた人の中で、ひとりでも前向きに進むきっかけになったら、と考えて公開しました。

　すると、共感と感動の声が、次々に届き始めました。そして、いろいろな方のブログで紹介され、さらに広まっていったのです。

　インターネットだけではありません。病院の授乳室のメッセージノートに「勇敢な赤ちゃん」を書き写した方もいて、たくさんのお母さんに回覧されました。そのノートをコピーしてもっているお母さんもいます。ご友人がダウン症の赤ちゃんを授かったとき、「勇敢な赤ちゃん」のお話をお伝えした方もいます。

　そんなふうに、お友だちからお友だちに、優しい気持ちがつながっていくことを、私はとても嬉しく思います。共感し、つながり、出会ってくださったすべての方に、ありがとうの気持ちを伝えたいです。そしてこれからも、このお話が、必要としてくれるだれかの心に届くことを願っています。

だれもが「勇敢な赤ちゃん」

わが子の障がいを告知されたお母さんたちは、しばしば「暗闇に突き落とされたよう」

「出口のない真っ暗なトンネルに迷い込んだみたい」と、おっしゃいます。

美緒奈さんは、そんなお母さんたちから「『勇敢な赤ちゃん』のお話に出会って、これからの人生が輝きだしました」というお声を、たくさん受けとっているそうです。

障がいを受け入れたとき、見えてくるものは何でしょうか。私の問いかけに、美緒奈さんは「お母さんたちから寄せられた言葉をお借りするなら」と前置きなさり、

「見えてくるものは、『輝かしい未来』です」

と、おっしゃいました。そして、「障がいがあってもなくても、だれもがみんな、

きっと、自分の人生に果敢に挑戦する『勇敢な赤ちゃん』なのです」とも。

美緒奈さんのメッセージが、多くの方に届いて、生きる勇気と喜びをもたらすことを祈ります。

サポートがあれば障がいは障害でなくなる

ところで、そもそも「障がい」とは何でしょうか。

じつは、医学的にいうと、「正常な遺伝子」は存在せず、「完全に健康な人」はいません。特定の病気にかかりやすくなる遺伝子もあれば、知覚の偏りをもたらす遺伝子もあります。

ある意味では、すべての人に障がいがあります。ただ、それが表面に現れるかどうか、日常生活に困難をきたすかどうか、どの年代で発現するかに、違いがあるだけです。

お互いに「異常」を指摘しあうことに、意味があるとは思えません。個体のあいだに違いがあるのが、自然界の姿なのですから、まさに「みんな違って、みんないい」のです。

そもそも、だれもが生きづらさを抱えうるし、病気や老いは避けられませんから、すべての人は、「障がい」の潜在的な当事者です。「障がい」をめぐる問題は、だれもが自分らしく生きられる社会に向かうための、試金石といえるかもしれません。

先天性の心疾患のお子さんをもつお母さんは、こう語っていました。

「障がいという言葉にはマイナスのイメージがありますが、私の場合は、『内部障がい』という言葉を知って、気が楽になりました。『障がい』という言葉は、適切なサポートが必要であることを示す指標です。サポートがあれば、障がいは障害でなくなるのです」。

たくさんのお母さんたちの勇気ある一歩

障がいは、とても重い課題です。親は、人生の予定変更を余儀なくされ、世界観が音を立てて崩れ、人間関係も激変するかもしれません。苦難の中に、どんな笑顔が見つけられるというのでしょうか。

わが子が愛おしいほど、不安も苦悩もつのります。けれど、それにもかかわらず、たくさんのお母さんたちが、深淵のような闇と正面から向き合ううち、いつか光を見いだして、新たな扉を開き、勇気ある一歩を踏み出しています。

そんな変容が、いつどのように起きるかは、母子によってさまざまです。本人もわからないほどゆっくりかもしれないし、劇的な出来事がきっかけになるかもしれません。

お母さんたちの、苦しみながらもお子さんとともに大きく成長しようとする姿に、私は強く心を打たれます。

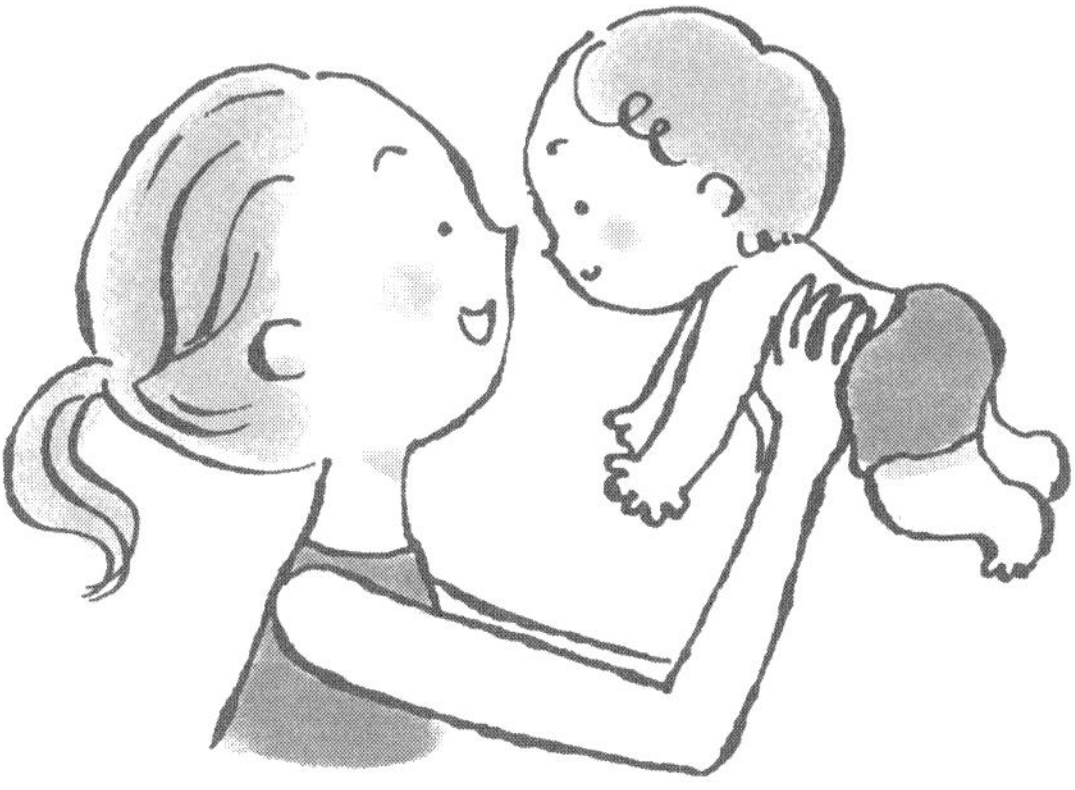

そして、そんな母子の周りに、優しい愛の波紋が広がっていくストーリーをうかがうと、未来への希望がふくらむのです。

胎内記憶というメッセージ

医学的には、障がいのあるお子さんは、一定の確率で生まれます。遺伝子は、いわゆる「エラー」を起こすようにできているのです。それは、生物としての人類の宿命です。

人類全員が、もし単一の遺伝子をもっていたら、気候変動や疫病の蔓延といったストレスがかかったとき、一度に絶滅してしまいます。人類は、それを避けるため、「異常」を含む、多種多様な遺伝子をあえて保存し、外界の変化に対処してきました。

人類が生きのびるために、必ずどこかで生じる「エラー」を、個人が引き受けているのが、「障がい」です。

とはいえ、統計は、

「なぜ、わが子に障がいがあるの？」

「なぜ、病気の子が、私のもとに生まれたの？」

という、本質的な疑問には、何も答えてはくれません。いのちの意味は、この世を解釈する枠組みとは異質なところから、問い続けざるをえないのです。

そんなとき、役に立つかもしれないのが、「生まれる前の記憶」です。

「生まれる前の記憶」を、科学的に証明することは不可能です。荒唐無稽のストーリーと感じる方もいるかもしれません。

けれど、この物語を受け入れることによって、生きるのがちょっぴり楽になり、次の扉を開ける元気が生まれるなら、「生まれる前の記憶」は心の真実を反映しているといえるのではないでしょうか。

障がいをもって生まれてきた、勇敢な子どもたち。愛と気づきをたずさえて、この世にやって来たからこそ、周りが聞く耳をもって、その子のたましいのメッセージをくみとろうとすることがたいせつだと思います。

わかろうとすることでつながりあえる

しかし、それは、ご家族だけの課題ではありません。この社会に生きる私たちみんなが、お子さんとご家族をサポートし、貴重なメッセージを受けとり、ともに歩むことが、たましいの望む生き方ではないでしょうか。

悲しいことに、お母さん自身が自分を責めて心を閉ざしたり、差別や偏見に遭遇したりすることも、まだたくさんあります。

障がいのあるお子さんを育てるには、さまざまなサポートが必要です。医療、学校、地域社会での連携、自立に向けた準備。そのための社会資源の整備は、まだ試行錯誤の段階です。

次から次へと課題が押し寄せてくる子育てでは、「だれもこの思いをわかってくれない」と、苛立つときもあるでしょう。

障がいとともに生きる困難は当事者でなければわかりませんし、周りの人が生半可な口出しをしたり、軽々しく「わかる」と言ったりするべきではありません。

でも、発想を切り替えると、そこに救いがあるともいえます。というのは、「わかる」ことが「まったく同じ立場になる」ことを指すなら、本当につらいとき、共倒れになってしまうだけですから。

「わかる」ことは無理でも、「わかろうとする」「わかりたいと願う」ことは、できるのではないでしょうか。

違うからこそ、支え合える。別の世界を見ているからこそ、お互いの気づきを深められる。そんなふうに、つながり合いたいと思います。

心を通いあわせている子どもたち

ありのままの世界を見る目は、おとなより小さい子どものほうが優れていること

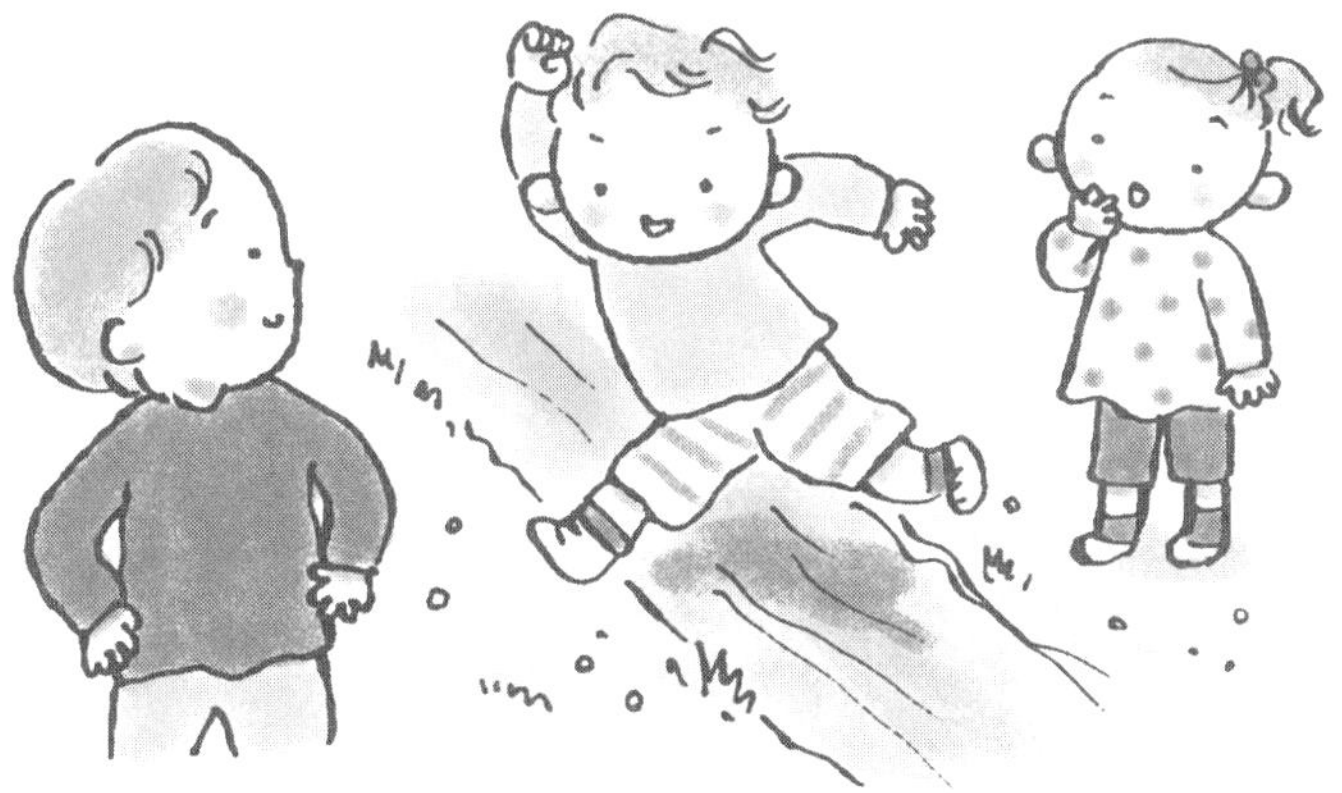

とがあります。障がいのある子とどう接するべきか、おとなが頭で考えているうちに、子どもは違いを楽々と乗りこえて、つながりを作っています。

先にご紹介した洋子さんは、かつて、統合教育を実践する保育園に勤めていました。

子どもたちは、障がいのあるお友だちの成長に、しばしば真っ先に気づいたそうです。同じ仲間として、心と心が通いあっているのです。

たとえば、小川をぴょんと飛び越えるとき、障がいのあるお子さんを洋子さんがサポートしようとしたら、「今日は自分で跳びたいって、言っているよ」と、子どもたちが教えてくれることもあったそうです。

人と人の、もっと普遍的な絆を、子どもたちは教えてくれます。そして、そのつながりの中では、障がいは決してコミユニケーションの不可能を意味するものではありません。むしろ、お互いに認めあい育ちあうための、糧なのです。

みんなと笑いたくて生まれてきた

こんな話を聞いたことがあります。大きな病気のために、首筋から背中にかけての点々とした痣のある女の子がいました。お母さんは娘さんがいやな思いをしないよう、痣を隠したほうがいいかもしれない、と気にしていました。

でも、その娘さんは自分の痣を「これは、私のお星さまなの」と、誇るようになったのです。お兄ちゃんはそれを見て、「いいなあ。ぼくもお星さま、ほしい！」と、うらやましがるそうです。

私たちはみんな、星をもっています。それはたまたま、障がいと呼ばれる症状かもしれないし、また別の個性かもしれません。

この本は、雲の上の子どもたちからの応援歌です。そして、究極的には、すべ

ての赤ちゃんが、

「みんなと笑いたくて生まれてきたよ！」

と、私たちに語りかけているのです。

赤ちゃんたちのメッセージを、喜んで受けとめましょう。私たちみんなが、もっともっと、幸せに生きるために。


この本を手にとっているあなたが、障がいや病気というチャレンジを選んだたましいだとしたら、ご自身の勇気をどうか誇りに思われますように。

そして、もしあなたが、そんな勇敢なたましいと人生を分かち合うご家族だとしたら、たましいの星に導かれて、光の中で歩みを重ねられますように。

いのちの喜びを教えてくれた、お子さんとお母さんたちに、心からの感謝を捧げます。

著者紹介

池川　明（いけがわ　あきら）

1954年東京都生まれ。帝京大学医学部大学院修了。医学博士。上尾中央総合病院産婦人科部長を経て、1989年に池川クリニックを開設。胎内記憶・誕生記憶について研究をすすめる産婦人科医として、マスコミでも取り上げられることが多く、講演などにも活躍中。

お産・子育てをとおして幸せな人生を生きることへのサポートをライフワークとしており、生まれてくるときの赤ちゃんとお母さんの表情を大事にしたお産を心がける医師として、診療に忙しい日々を送る。

著書に『赤ちゃんと話そう！生まれる前からの子育て』（学陽書房）、『おぼえているよ。ママのおなかにいたときのこと』『ママのおなかをえらんできたよ。』（ともにリヨン社）など多数。

執筆協力

矢鋪紀子（やしき　のりこ）

ライター、翻訳家。1971年生まれ。慶應義塾大学卒。心と体の癒しをテーマとする。著書に『イーグルに訊け』、訳書に『女神のこころ』『感謝するということ』他多数。

ママと笑いたくて生まれてきたよ

2013年10月18日　初版印刷
2013年10月25日　初版発行

著　者　池川《いけがわ》　明《あきら》

発行者　佐久間重嘉
発行所　学陽書房
〒102-0072　東京都千代田区飯田橋1-9-3
営業　TEL 03-3261-1111 FAX 03-5211-3300
編集　TEL 03-3261-1112
振替　00170-4-84240

装丁／笠井亞子　イラスト／かまたいくよ
本文デザイン・DTP／メルシング
印刷／文唱堂印刷　製本／東京美術紙工

ISBN978-4-313-66060-1 C0037